CONSIDÉRATIONS

SUR UN

NOUVEAU TRAITEMENT MÉDICAL

DE LA

CATARACTE

SUIVIES DE VINGT-SEPT OBSERVATIONS

PAR

LE Dʳ THIBAUD

A SAINT-NECTAIRE (Puy-de-Dôme)

PARIS

LIBRAIRIE J.-B. BAILLIÈRE & FILS ÉDITEURS

RUE HAUTEFEUILLE, 19, PRÈS DU BOULEVARD SAINT-GERMAIN

1884

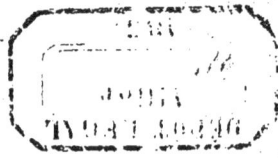

CONSIDÉRATIONS

SUR UN

NOUVEAU TRAITEMENT MÉDICAL

DE LA

CATARACTE

SUIVIES DE VINGT-SEPT OBSERVATIONS

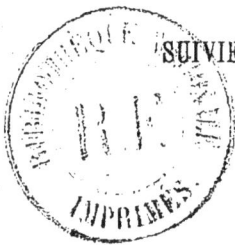

PAR

LE Dr THIBAUD

A SAINT-NECTAIRE (Puy-de-Dôme)

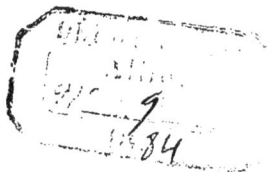

PARIS

LIBRAIRIE J.-B. BAILLIÈRE & FILS, ÉDITEURS

Rue Hautefeuille, 19, près du Boulevard Saint-Germain

1884

AVANT-PROPOS

Il est généralement admis par presque tous les chirurgiens et les oculistes, que la cataracte ne peut être guérie que par une opération qui consiste à déplacer ou à extraire le cristallin devenu opaque. Aussi, celui qui propose un traitement médical rencontre-t-il une incrédulité et souvent un parti pris de non examen qui semble étrange, mais qui s'explique par l'insuccès des tentatives précédentes. Il semble, en effet, que tout a été tenté, que tout a échoué et que le dernier mot est dit sur cette question.

Nous n'entreprendrons pas la discussion des nombreux traitements préconisés pour guérir la cataracte ; la plupart d'entr'eux ne méritent pas qu'il en soit fait mention, les autres, institués à une époque où les causes et la nature de la cataracte étaient ou complètement inconnues ou très-mal définies, étaient basés sur des théories fausses et par conséquent ne pouvaient réussir. A cette époque aussi, l'ophtalmoscope n'existait pas, et le diagnostic de la cataracte n'était facile et certain, que lorsque la maladie avait déjà causé dans le cristallin des désordres presque irréparables. Nous serons donc amenés à résoudre ces deux questions :

La cataracte peut-elle guérir par un traitement médical ?

Quel est le moment le plus favorable pour le traitement médical de la cataracte ?

Les réponses ressortiront d'elles-mêmes dans les cours de ce travail, des considérations dans lesquelles nous allons entrer et surtout des observations que nous publions.

Pour tout ce qui regarde les causes et la nature de la cataracte, ainsi que pour ce que nous disons de l'opération, nous avons fait de nombreuses citations, préférant beaucoup mieux ne pas donner notre pensée personnelle, mais nous appuyer sur l'autorité et les écrits des maîtres.

CONSIDÉRATIONS

NOUVEAU TRAITEMENT MÉDICAL

DE LA

CATARACTE

CATARACTE. — SES VARIÉTÉS

Qu'est-ce que la cataracte vraie? On appelle cataracte vraie, l'opacité du cristallin ou de la capsule qui enveloppe immédiatement la lentille.

Aujourd'hui que la cataracte est si bien connue, il est difficile de comprendre dans quelle ignorance on a été si longtemps sur son siége et sa nature, et surtout d'expliquer comment l'on faisait l'opération par abaissement, sans connaître l'organe sur lequel on agissait. Il est intéressant de lire à ce sujet le passage suivant de l'ouvrage de MM. Denonvilliers et Gosselin.

« Cette maladie est décrite depuis de longues années,
« mais son siége véritable est resté longtemps inconnu. Il
« paraît bien que, du temps d'Hippocrate, on avait su et dit
« que la cataracte réside dans le cristallin, mais cette opinion

« avait été rejetée ou avait passé inaperçue, car les auteurs
« n'en font plus mention jusqu'au XVIIIᵉ siècle. La plupart
« regardent la cataracte comme une pellicule blanche formée
« en arrière de l'iris par la concrétion de liquides ou d'hu-
« meurs venues de quelque point de l'économie. On sup-
« posait que ces humeurs tombaient sur l'œil et venaient
« l'obscurcir à la façon d'une cataracte qui tombe du ciel
« et empêche de voir le soleil, et la plupart des symptômes
« étaient expliqués d'après cette vue théorique. Guy de
« Chauliac, par exemple, dit qu'au début de la maladie
« l'humidité commence à descendre : le malade, sans être
« encore aveugle, voit des objets imaginaires (imagination
« ou fantaisie), un peu plus tard, le liquide est plus abondant,
« le malade voit comme à travers une nuée d'eau (suffusio) ;
« enfin, pendant une troisième période, la nuée d'eau s'est
« condensée ou congelée pour former la pellicule blanche.
« Cette manière de comprendre la cataracte est celle que
« l'on trouve, avec quelques variantes, dans tous les auteurs
« jusqu'à la fin du XVIIᵉ siècle. En 1604, Képler avait fait
« voir que le cristallin, au lieu d'être, comme on le croyait
« jusque-là, l'organe principal de la vision, représente un
« milieu transparent destiné à faire converger les rayons
« lumineux et à les conduire plus profondément dans l'œil,
« et que la transparence de ce corps est nécessaire à l'inté-
« grité de la vision. Cependant un grand nombre d'années
« se passent avant qu'on utilise cette découverte, et les chi-
« rurgiens continuent de répéter, comme Ambroise Paré
« et tous ses prédécesseurs, qu'il faut bien se garder de
« toucher le cristallin pendant l'opération ; tous croient, en
« effet, respecter cet organe quand ils conduisent une
« aiguille dans l'œil pour déplacer l'opacité. Ce fut seule-
« ment lorsque Maître-Jan, en 1707, Mery, en 1708,
« Brisseau, en 1709, et plus tard Lapeyronie et Morand,
« eurent montré des cristallins opaques, que des idées plus
« nettes furent établies sur la nature de cette maladie. Il

« restait encore à savoir si l'opacité pouvait envahir à la fois
« ou séparément le cristallin et la capsule, si certaines
« parties de la lentille elle-même ne pouvaient pas devenir
« opaques, indépendamment des autres. A l'étude de ces
« deux questions se rattachent la plupart des travaux com-
« temporains. »

(Traité des Maladies des Yeux, par DENONVILLIERS et GOSSELIN).

Pour une grande partie du public, la cataracte est
encore ce qu'elle était pour les médecins il y a deux
cents ans ; une peau, une toile qui, se formant et
s'épaississant peu à peu, vient intercepter la vue à la
manière d'un rideau.

Si le résultat est le même, la maladie, comme on le
voit par la définition, n'est pas aussi simple. Elle est
caractérisée par l'opacité d'un des organes importants de
la vision, placé derrière l'iris, dans la partie centrale de
l'œil. Cet organe, dont la forme est celle d'une lentille bi-
convexe, présente chez l'adulte les dimensions suivantes :
Diamètre vertical 9 à 10 millimètres, épaisseur ou
longueur de l'axe 4 1/2 à 5 millimètres.

Ce que nous venons de dire suffit pour faire pressentir
combien est délicate l'extraction du cristallin, dont la
position profonde, les dimensions et les moyens d'attache
constituent autant de sérieuses difficultés. Il n'entre pas
dans notre plan de décrire cette opération, dont toutes les
phases sont exposées dans les traités spéciaux.

Nous abordons de suite l'examen sommaire des principales variétés de cataracte.

TABLEAU DES DIFFÉRENTES VARIÉTÉS DE CATARACTE

Cataractes vraies.

- **Cataractes lenticulaires.**
  - **dures ou centrales.**
    - grise ou ordinaire.
    - verdâtre.
    - noire.
    - pierreuse ou osseuse.
  - **molles ou corticales.**
    - corticale antérieure.
    - corticale postérieure.
    - corticale antéro-post^{re}.
    - circonférentielle.
    - disséminée.
    - pointillée.
    - étoilée.
    - fenêtrée.
    - barrée.
    - lamellaire ou stratifiée
    - dehiscente.
    - molle avec noyau double
    - glaucômateuse.
  - **liquides.**
- **Cataractes capsulaires.**
  - antérieure.
  - postérieure.
  - polaire
- **Cataractes capsulo-lenticulaires.**
  - ordinaire.
  - pyramide.
  - aride siliqueuse.
  - cystique.

D'après ce tableau très complet, tiré de l'ouvrage du Dr Fano, on voit que les cataractes vraies se divisent d'abord en trois classes : *lenticulaires, capsulaires* et *capsulo-lenticulaires.* Les cataractes *lenticulaires,* qui forment la très-grande majorité, se divisent elles-mêmes en trois variétés principales : dures, molles et *liquides.*

Les cataractes *dures,* qui méritent le nom de *cataractes séniles,* à cause de leur fréquence relative chez les vieillards, débutent par le centre de la lentille, où elles se présentent sous l'aspect d'un nuage plus épais au centre que sur les bords, qui s'effacent graduellement. On l'aperçoit bien par l'éclairage direct avec le miroir de l'ophtalmoscope. Il se projette comme une ombre sur le fond rose de la choroïde. Le volume du cristallin diminue. La pupille est très-mobile. L'éclairage latéral dessine une ombre portée très-large formée par l'iris sur le cristallin. Peu à peu, mais très-lentement, l'opacité augmente en marchant toujours du centre vers la périphérie. Ces malades sont beaucoup plus sensibles que les autres aux différences de clarté. Dans un demi-jour la vision est bien meilleure qu'à une vive lumière. Enfin l'emploi des mydriatiques améliore beaucoup plus la vision que dans la cataracte molle.

Les cataractes *molles* ou *corticales*, offrent un très-grand nombre de sous-variétés, dans l'étude détaillée desquelles nous ne voulons pas entrer. Nous donnerons seulement quelques uns de leurs caractères généraux.

Ainsi que leur nom l'indique, elles débutent par les parties externes du cristallin, ce sont d'abord de petites nébulosités situées soit à la partie antérieure soit à la partie postérieure. A la périphérie, on observe, en dilatant la pupille, un plus ou moins grand nombre d'opacités rayonnantes dont la pointe est dirigée vers le centre du cristallin. Les petites nébulosités situées à la partie antérieure ou postérieure finissent par former des tâches, puis des stries ou lignes opaques affectant des formes diverses. Tantôt elles dessinent des figures à peu près régulières, où l'on retrouve des vestiges d'une étoile ayant son centre vers l'axe du cristallin et ses rayons dirigés vers la circonférence. Cette étoile n'offre le plus souvent que trois rayons, d'autres fois on en compte quatre, cinq et six, plus ou moins régulièrement espacés. Tantôt, au contraire, les stries n'ont aucune forme géométrique, ce sont des lignes droites ou courbes, transversales ou diagonales, de largeur et d'épaisseur diverses. Les bords de ces stries sont presque toujours un peu nébuleux. Dans le reste du cristallin on observe des taches plus ou moins accentuées et plus ou moins étendues. Le cristallin est plus volumineux et tend à repousser l'iris en avant. L'éclairage latéral montre très bien, se détachant en blanc sur un fond noirâtre, tous les détails de ces opacités, lorsqu'elles occupent les couches corticales antérieures, et, de plus, tout autour de l'iris on aperçoit un cercle uvéen très prononcé au lieu de l'ombre portée qui caractérise les cataractes dures. A l'éclairage direct, ces opacités se détachent en noir sur le fond rosé de l'œil. Cet éclairage peut en faire découvrir d'autres placés sur la face postérieure du cristallin et que l'éclairage latéral n'a pas révélé. Il est donc important, pour un diagnostic précis, d'employer les deux modes d'exploration.

La forme, la place et la disposition de ces stries donnent lieu aux sous-variétés désignées sous les noms de : corticales antérieures et postérieures, circonférentielles, étoilées, fenêtrées, barrées.

Entre ces stries, le cristallin conserve d'abord une certaine transparence, mais peu à peu le nombre des stries augmente, les taches se réunissent par leurs bords, le brouillard s'épaissit et la lentille finit par devenir complètement opaque.

Les cataractes liquides sont le plus souvent congénitales et tiennent à un arrêt de développement dans la vie du fœtus.

Les *cataractes capsulaires*, beaucoup plus rares, se distinguent surtout par la transition brusque qui existe entre le bord de la strie capsulaire blanche et opaque, et la transparence du cristallin.

Les *cataractes capsulo-lenticulaires* réunissent les caractères des deux précédentes : l'aspect nacré et crétacé de la cataracte capsulaire et les opacités plus uniformes et moins brillantes de la cataracte lenticulaire.

Enfin, il existe une autre variété que M. Liebreich appelle *cataracte mixte* et qui présente combinés les signes du ramollissement des couches corticales et de l'induration du noyau.

Il y a une très grande différence entre la fréquence relative de ses diverses variétés. La citation suivante en donnera une parfaite idée.

FRÉQUENCE RELATIVE
DES DIVERSES ESPÈCES DE CATARACTES

« Les cataractes *lenticulaires* sont beaucoup plus nom-
« breuses que les *capsulo-lenticulaires ;* celles-ci le sont plus
« que les cataractes *capsulaires*. Parmi les cataractes *lenticu-*
« *laires,* celles qui sont *molles* ou *corticales* se rencontrent
« bien plus souvent que les cataractes *dures*. Sur 1026 cata-
« ractes opérées par Sichel, il y avait 930 cataractes lenticu-
« laires, 77 capsulo-lenticulaires et 19 capsulaires. Sur le
« même nombre, il n'y avait que 23 cataractes *dures,* 232
« *demi-dures, 269 molles,* 459 *demi-molles,* 42 *demi-liquides*
« et un seul cas de cataracte ossifié.

« L'âge exerce une certaine influence sur l'espèce de cata-
« racte. Les cataractes *dures* se rencontrent surtout chez les
« vieillards, les cataractes *molles* et *liquides* dans la jeunesse. »

(FANO).

CAUSES ET NATURE DE LA CATARACTE

Les dernières lignes de cette citation nous amènent naturellement à examiner les causes de la cataracte. Nous réunirons dans un même article les causes et la nature pour éviter des redites inutiles.

. Les cataractes traumatiques seules ont des causes bien définies et évidentes, ce sont les blessures du cristallin, les chocs violents sur l'œil ou le voisinage de l'œil. Quant aux cataractes spontanées, leurs causes, pour un grand nombre au moins, sont assez obscures et ont besoin d'une recherche sérieuse. C'est ainsi que l'on a accusé diverses professions devant, ce semble, fatiguer la vue, divers climats, et que les faits sont venus démentir ces suppositions purement théoriques. Il paraît certain, aujourd'hui, que les cataractes ne sont pas plus communes dans les pays chauds et froids que dans les climats tempérés. Les professions, excepté celles de verriers, forgerons et autres analogues, paraissent sans influence. En tant que ces professions prédisposent à la cataracte, ce n'est pas à cause de l'action prolongée d'une vive lumière. L'explication est toute autre.

« Nous sommes, dit M. Wecker, loin d'attribuer les « inconvénients qu'on rattache communément à l'exercice « des professions susdites, au séjour dans un climat torride, « ou à l'action prolongée d'une lumière vive et d'une « chaleur rayonnante intense. Ce qui nous paraît favoriser,

« dans ces circonstances, le développement de la cataracte,
« c'est bien plutôt les abondantes disperditions d'eau qui se
« font par la peau sous l'influence prolongée d'une haute
« température et d'un violent exercice.

« A l'appui de cette opinion, nous citerons la fréquence
« relative de la cataracte chez les habitants de la campagne,
« où cette particularité ne paraît pas se rattacher unique-
« ment à l'insuffisance de l'alimentation. D'ailleurs, parmi
« ces derniers, les vignerons, que le travail au soleil et sur
« un sol échauffé expose à des transpirations prolongées,
« sont peut-être ceux qui sont le plus souvent atteints. »

On a cité une plus grande fréquence de cataracte parmi
les ouvriers employés aux mines de sel gemme en Pologne.
Cette fréquence devrait être attribuée à l'action du chlo-
rure de sodium occasionnant une moindre proportion d'eau
dans les sucs parenchymateux. Il serait curieux de rechercher s'il en est de même dans les exploitations de sel
marin.

Dans son examen des causes, M. Wecker appelle
l'attention sur un point intéressant non encore mis à
l'étude, à savoir :

« Si certains états de réfringence de l'œil n'auraient pas
« une influence prédisposante au développement de la cata-
« racte comme, par exemple, des degrés avancés d'hypermé-
« tropie où une tension prolongée de l'accommodation est
« nécessaire, lorsque les sujets en question exercent un état
« qui les force à s'adapter constamment pour des objets très-
« rapprochés. Comme il semble prouvé que, pendant la
« contraction du muscle ciliaire, destinée à augmenter la
« convexité du cristallin, la quantité du sang qui afflue dans
« les parties antérieures du tractus uvéal se trouve diminuée,
« il en résulte que, tant que dure cette contraction, les

« matériaux de nutrition n'arrivent plus aussi abondamment
« dans ces parties, et que ce phénomène doit, à la longue,
« retentir sur la nutrition du cristallin lui-même. »

(WECKER)

Le sexe ne paraît avoir qu'une influence minime. L'hérédité est une cause prédisposante très-réelle et signalée
par tous les auteurs avec une assez grande unanimité.

Mais si toutes les causes précédentes sont plus ou moins
contestables, la vieillesse tient le premier rang dans l'étiologie de cette affection, qui, rare avant quarante ans,
devient plus fréquente à mesure qu'augmente le nombre
des années.

« La fréquence de la cataracte chez les vieillards a fait
« admettre, avec plus de raison, que l'opacité du cristallin
« est une sorte d'*atrophie* de cet organe. Chez la plupart des
« sujets de cet âge, le cristallin, sans perdre sa transparence,
« prend une couleur jaune d'ambre, en même temps qu'il
« diminue de volume. C'est une transition de l'état physio-
« logique à l'état morbide.

« Il existe probablement une certaine relation entre le
« développement des opacités cristalliniennes et *les troubles*
« *du système vasculaire de la choroïde et des procès ciliaires.* Il
« est indubitable que l'on constate parfois à l'ophtalmos-
« cope, des stries à la circonférence du cristallin, chez les
« sujets qui ont une atrophie de certaines portions de la
« choroïde ; mais il y a de l'exagération à attribuer toujours
« à cette lésion la cataracte des vieillards. »

(FANO)

Sur le même sujet, M. Wecker s'exprime ainsi :

« On peut classer les changements qui s'opèrent, à une
« période avancée de la vie, dans le cristallin, en troublant

« plus ou moins ses fonctions, en trois groupes déterminés
« par le siége de l'altération. . . . .

. . . .

« La dernière des modifications séniles auxquelles le cris-
« tallin est sujet, consiste dans une augmentation de la den-
« sité des fibres du noyau, compliquée d'une désagrégation
« de ces mêmes fibres, qui deviennent cassantes et légère-
« ment troubles.

« La sclérose de la fibre, même lorsqu'elle n'altère en rien
« la transparence de l'élément cristallinien, doit déterminer,
« surtout si elle s'est opérée irrégulièrement, un changement
« de réfringence du cristallin, assez marqué pour affaiblir
« l'acuité de la vue. Cette sclérose résulte évidemment du
« défaut d'activité des fonctions nutritives du cristallin, et
« il est aisé de concevoir qu'un degré plus avancé de cette
« altération régressive en puisse faire un état pathologique.
« Lorsque d'autre part cette même altération régressive se
« produit, à une époque encore peu avancée de la vie, au
« point d'affaiblir manifestement la vision, il est très-légi-
« time de la considérer alors comme le résultat d'un acte
« morbide véritable. Du reste, il est bon de rappeler que les
« huit neuvièmes des cataractes spontanées se développent,
« passé la quarantaine, en frappant les deux yeux à la fois,
« et que le marasme précoce y prédispose singulièrement.
« C'est, en partie, pour ce dernier motif que les habitants
« de la campagne et les indigents sont plus souvent atteints
« de cataracte que les personnes de la classe riche. Quant à
« nous, nous sommes entièrement convaincus, que la désa-
« grégation des fibres du cristallin peut-être provoquée ou
« du moins singulièrement hâtée par une commotion vio-
« lente, telles qu'elles s'observent après des chûtes sur la tête
« ou des coups qui ont porté sur le voisinage de l'œil. »

(WECKER)

Si les progrès de l'âge amènent dans le cristallin une sclérose qui dégénère facilement en état pathologique, certaines maladies peuvent produire des résultats analogues. Le diabète, par exemple, se complique assez fréquemment, dans sa période ultime, de troubles du cristallin. M. Wecker réunit dans un même paragraphe intitulé : *Quelle influence exerce sur le cristallin, en altérant sa nutrition, et, secondairement, sa transparence, un changement survenu dans la constitution générale du sang ?* le diabète, le choléra, l'ergotisme et le marasme sénile. Nous ne pouvons citer toutes ces intéressantes pages, nous y ferons de larges emprunts.

« On peut dire qu'il n'existe qu'un très-petit nombre de
« maladies générales à la symptomatologie desquelles le
« développement de la cataracte appartienne d'une manière
« irréfutable. De toutes ces affections, c'est le diabète sucré
« qui présente, le plus souvent, cette complication.

« Faute de posséder sur les rapports qui existent entre
« les troubles du cristallin et les altérations du sang qui
« s'observent simultanément dans quelques maladies géné-
« rales, des renseignements suffisamment exacts, nous
« sommes contraints de recourir, pour élucider ces questions
« d'origine, à des expériences directes pratiquées sur les
« animaux. »

Pour M. Wecker, la production de la cataracte dans le diabète est causée par une diminution relative de la quantité d'eau contenue dans le sang.

« Ajoutons, dit-il plus loin, qu'il semble que les cata-
« ractes diabétiques au début soient sujettes à rétrograder
« lorsque l'état général du sujet s'améliore, et que la dimi-
« nution de la quantité de sucre contenue dans son urine
« est le signal d'un changement favorable dans la nutrition

« du cristallin. M. de Segen (de Carlsbad), prétend même
« avoir observé un cas dans lequel l'opacité du cristallin
« s'est éclaircie après avoir atteint assez d'intensité pour
« empêcher le malade de se conduire. »

Le choléra devrait, selon M. Wecker, produire aussi
la cataracte par diminution d'eau dans le sang.

« La rapidité avec laquelle les troubles de la circulation
« entraînent la mort est peut-être la cause pour laquelle on
« n'a pas encore observé de cataracte dans le choléra. »

Il admet aussi que l'ergotisme prédispose au développement de la cataracte.

« On pourrait supposer, dit-il, que l'ergotisme se com-
« plique d'un état spasmodique fréquemmeut répété de
« l'appareil musculaire du cristallin, état qui a très probable-
« ment pour effet de diminuer la quantité du sang qui
« afflue, pour la nutrition de la lentille, vers les parties
« antérieures du tractus uvéal, et par conséquent d'altérer
« cette nutrition. »

MARASME SÉNILE

« Tandis que, dans les affections que nous venons de passer
« en revue, nous avons regardé la production de la cataracte
« comme le résultat de la soustraction d'une certaine quan-
« tité d'eau aux parenchymes, soustraction compensatrice
« de la déperdition d'eau subie par la masse du sang; dans
« le marasme sénile, au contraire, la diminution survenue
« dans la proportion d'eau que contiennent les tissus résulte
« de l'insuffisance de l'afflux sanguin qui s'opère vers ces
« parties. L'embarras et le ralentissement de la circulation
« par les altérations séniles du cœur, de ses orifices et de

« l'aorte, l'élargissement des veines, l'affaiblissement de
« l'élasticité propre des vaisseaux, enfin l'imperméabilité
« d'une portion du système vasculaire, voilà autant de faits
« qui rendent bien compte de l'amoindrissement qu'on
« observe dans l'huméfaction des tissus.

« Il existe peu de parties du corps où les altérations
« séniles des vaisseaux soient aussi prononcées que dans
« l'œil. Qu'y a-t-il donc de surprenant à ce qu'elles reten-
« tissent tout d'abord sur un organe tel que le cristallin,
« dont la nutrition si délicate est très intimement liée à
» l'intégrité de la circulation sanguine locale ? . . . .

« Rien de plus naturel que d'attribuer encore à ces phéno-
« mènes le pouvoir d'entraver les courants endosmotiques
« par lesquels le cristallin reçoit ses matériaux de nutrition,
« et de diminuer ainsi la quantité d'eau nécessaire à la
« conservation de sa transparence. »

En résumé, les troubles de transparence du cristallin,
qui sont dominés par une altération du système sanguin
et ceux qui résultent d'une métamorphose régressive,
reconnaissent pour cause immédiate principale une diminution de la proportion d'eau contenue normalement dans
les éléments cristalliniens.

M. Liebreich partage la même opinion.

« Il est permis, dit-il, de supposer que des maladies qui
« diminuent l'eau dans le sang peuvent produire la cata-
« racte chez l'homme. C'est probablement cette diminution
« de l'eau qui occasionne quelquefois un léger trouble dans
« le cristallin, trouble qui disparaît par une amélioration de
« l'état général. «
                                        (LIEBREICH).

Enfin, très-souvent, les cataractes sont sous la dépen-
dance de maladies antérieures qui agissent, soit en
modifiant la circulation oculaire, soit en altérant les

liquides de l'œil, mais toujours en entravant la nutrition normale du cristallin. Ces maladies sont surtout celles de la choroïde et du corps ciliaire.

« De nouvelles recherches anatomopathologiques réus-
« siront, sans contredit, à éclairer davantage l'étiologie de
« bien des opacités cristalliniennes, en permettant de mieux
« localiser encore leur origine première dans un trouble
« circulatoire du tractus uvéal. »

(WECKER).

« Les irrégularités dans la nutrition locale de l'œil et du
« cristallin sont beaucoup plus souvent la cause des cata-
« ractes que les changements dans la composition du sang
« et la nutrition générale. Dans la majorité des cas des
« cataractes de jeunes gens survenues subitement sur un
« œil, l'examen nous apprend que la vision était déjà atteinte
« avant le développement de l'opacité du cristallin, soit
« qu'elle ait été entièrement détruite, soit qu'une partie
« seulement du champ visuel, surtout sa moitié supérieure,
« ait été supprimée. Presque toujours, c'est le décollement
« de la rétine qui occasionne ces phénomènes. L'aspect de
« la cataracte ne nous indique pas la maladie qui l'a produite,
« excepté dans les cas anciens, où il s'est formé dans la
« cristalloïde des opacités caractéristiques de l'affection
« profonde. »

(LIEBREICH).

Toutes les causes générales et locales que nous venons d'exposer peuvent rendre compte d'un grand nombre de faits, mais il en est beaucoup d'autres, il faut bien l'avouer, où ni l'hérédité, ni l'âge, ni les maladies antérieures de l'œil, ni la profession, ni l'état du sang, ne peuvent être invoqués et qui laissent le champ libre à toutes les hypo-thèses. De ce nombre sont ceux que l'on rencontre chez des personnes saines, robustes, et qu'une infirmité inex-plicable vient atteindre au milieu de tous les signes de la santé.

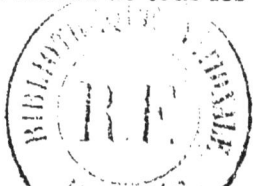

NUTRITION DU CRISTALLIN

L'appareil cristallinien placé presque immédiatement derrière l'iris, est composé de deux parties bien distinctes : la capsule ou cristalloïde et le cristallin.

« Le cristallin est reçu en arrière dans une fossette que
« présente la partie antérieure du corps vitré. Il est main-
« tenu en place par ce prolongement de la membrane
« hyaloïde que l'on appelle *zône de Zinn*, laquelle zône se
« confond, par sa partie postérieure, avec cette membrane,
« pendant que sa partie antérieure vient adhérer à la capsule
« antérieure du cristallin, sous forme de plis appelés *procès*
« *ciliaires* de la zône de Zinn, qui s'engrènent avec les
« procès ciliaires de la choroïde. Il résulte de cette dernière
« connexion, que le cristallin est aussi fixé par la choroïde,
« et comme celle-ci est unie à la sclérotique et à la cornée
« par l'intermédiaire du ligament ciliaire, la lentille offre
« des rapports intimes avec quatre membranes de l'œil. »

(FANO.)

La constitution intime du cristallin a été l'objet de longues et patientes recherches, mais les auteurs ne sont pas encore complétement d'accord sur le nombre des éléments anatomiques.

D'après Testelin et Warlomont, il y aurait six couches ainsi dénommées : 1° couche des corpuscules de Morgagni ; 2° couches des corpuscules et des fibres embryonnaires ; 3° couche des bulbes et des fibres bulbaires ; 4° couche des fibres nuclées ; 5° couche des fibres rubanées ; 6° couche des fibres dentelées.

D'après M. Sappey, il n'y a dans le cristallin que trois sortes d'éléments anatomiques : « des *fibres*, des *granula-* « *tions* et des *cellules*. Il n'existe qu'une seule espèce de fibres, « la distinction de ces dernières en *nuclées* et en *dentelées* re- « posant sur une interprétation erronée de la disposition des « granulations ; celles-ci sont situées dans les intervalles des « fibres et non dans leur intérieur. Dans le noyau du cris- « tallin, là où l'on admet précisément des fibres *dentelées*, les « aspérités que présentent les bords des fibres, et par les- « quelles elles semblent s'engrener, ne sont autre chose que « des granulations. Celles-ci sont plus nombreuses dans les « couches superficielles que dans les couches profondes, ar- « rondies, un peu allongées, de dimensions égales, parfai- « tement transparentes et de même diamètre que les fibres. « Quant aux *cellules* elles ont une forme arrondie, sont très- « transparentes et d'une grande pâleur. On les trouve en « plus grande abondance dans les couches superficielles ; le « volume en est inégal : chacune d'elles renferme un gros « noyau, très-pâle, sur lequel on aperçoit deux ou trois nu- « cléoles.

« Les fibres du cristallin se réunissent par leurs bords, de « façon à former des *lames ;* celles-ci ont une forme triangu- « laire, à base répondant à la circonférence du cristallin, à « sommet correspondant à l'axe de la lentille. Les lamelles « sont superposées les unes aux autres, à la façon des feuillets « d'un livre ou des tuniques d'un oignon. »

(FANO)

Cette lentille, parfaitement transparente, est enveloppée complètement d'une capsule transparente aussi comme du cristal, d'où son nom de cristalloïde. Cette enveloppe, ex- trêmement mince, mais en même temps résistante et élas- tique, met le cristallin en rapport avec les vaisseaux des procès ciliaires de la zone de Zinn et de la choroïde. C'est à travers cette enveloppe, dans l'humeur aqueuse, que le

cristallin puise par endosmose une partie de sa nourriture,
et c'est également par la cristalloïde qu'il reçoit des procès ciliaires, une autre part des éléments de nutrition
nécessaires à sa vie.

« L'artère capsulaire disparaît en même temps que la mem-
« brane pupillaire : quelques mois après la naissance on n'en
« trouve plus aucun vestige. Le cristallin se nourrit donc
« par imbibition et les matériaux lui sont fournis par les
« vaisseaux qui se ramifient dans les autres membranes de
« l'œil, notamment dans la choroïde. Les procès ciliaires de
« la choroïde, qui sont en connexion intime avec ceux du
« cristallin, sont probablement chargés de cette importante
« fonction, et c'est ainsi qu'on s'explique la richesse vascu-
« laire de ces prolongements. »

(FANO)

Pour M. Fano, comme on le voit par les lignes précédentes, les procès ciliaires, avec leur riche vascularisation,
concourent pour la plus grande part à la nutrition du
cristallin. Pour M. Wecker, au contraire, c'est surtout
dans l'humeur aqueuse que le cristallin puise ses éléments
nutritifs, et voici sa théorie :

« La présence d'une couche épithéliale à la face antérieure
« de la substance du cristallin, démontre d'une façon péremp-
« toire que la nutrition s'opère en ce point avec plus d'acti-
« vité que dans le reste de cet organe, et comme ce dernier
« est entièrement dépourvu de vaisseaux, il faut nécessaire-
« ment que les matériaux de sa réparation lui arrivent au
« travers de la capsule. Il est peu probable que ce mouve-
« ment nutritif se fasse d'une manière sensible aux dépens
« de la substance gélatineuse qui constitue le corps vitré,
« tandis que les faits pathologiques démontrent qu'il se fait,
« entre l'humeur aqueuse et la circulation sanguine, un
« échange assez rapide de matériaux de nutrition. Quoi qu'il

« en soit, la disposition anatomique des éléments du cristal-
« lin rend, à elle seule, bien compte de la lenteur avec la-
« quelle se répare cet organe.

« Le mode de nutrition du cristallin est assez obscur, et
« c'est en se fondant sur les données que fournit l'étude em-
« bryogénique de cette lentille, qu'on réussit le mieux à élu-
« cider cette délicate question. En effet, pendant la vie fœtale,
« le cristallin exige, pour le développement de ses fibres, un
« apport de matériaux nutritifs bien plus actifs que dans le
« reste de la vie. Dès le deuxième mois, l'existence de la
« capsule est manifeste, et cette membrane acquiert à peu
« près l'épaisseur qu'elle doit garder. (o^{mm}o13). Vers la fin
« du second mois, la capsule s'enveloppe, à sa surface ex-
« terne, d'un réseau très-élégant de fins vaisseaux capillaires,
« réseau qui se compose de plusieurs couches superposées
« et est assez serré pour ne laisser à nu aucune portion de la
« capsule. Ces vaisseaux communiquent directement avec
« l'artère hyaloïde et les vaisseaux des procès ciliaires. -

« Vers le septième mois, ce système de circulation provi-
« soire commence à disparaître, et dans le mois suivant on
« n'aperçoit plus que le vaisseau marginal, d'où partent
« quelques appendices rayonnés. Après la naissance, il est
« rare qu'on retrouve des vestiges de cette membrane cap-
« sulo-pupillaire, si importante à l'état fœtal. »

(WECKER)

Ces deux opinions résument à peu près l'état de la
science. La formation de la cataracte est liée intimement, soit à une légère altération des liquides de l'œil et
principalement de l'humeur aqueuse, soit à un ralentissement permanent ou fréquemment renouvelé de la circu-
culation des procès ciliaires de Zinn et de la choroïde.

Les travaux de MM. Kunde et Lohmeyer viennent confirmer les résultats déjà acquis. Voici les conclusions tirées
de leurs expériences :

« 1° Une très-faible augmentation de la proportion des
« sels contenus dans le sang est capable de donner lieu à des
« altérations très-importantes des milieux réfringents de
« l'œil ;

« 2° Le cristallin est soumis à un mouvement continuel
« de nutrition ;

« 3° Le courant endo-exosmotique qui préside à cette
« nutrition s'exerce jusqu'aux parties centrales du cristallin.

(KUNDE).

, La cataracte est produite, selon M. Lohmeyer :

« 1° Par défaut d'éléments nutritifs dans les liquides de
« l'œil ; 2° par altération de la composition qualitative de
« l'humeur aqueuse et du corps vitré et par ingestion de
« matières étrangères à sa composition normale (sucres,
« acides).

« Les cataractes reconnaissent deux espèces de causes,
« l'appauvrissement des liquides et leur altération. C'est la
« première de ces deux causes qui semble jouer le rôle im-
« portant dans la production de la cataracte diabétique, qu'il
« faut rapprocher des cataractes qui surviennent dans ces
« diathèses où la stimulation est principalement lésée. »

(LOHMEYER).

Le trouble de cette nutrition rudimentaire, qui se fait
par endosmose, amène peu à peu dans le cristallin des
changements que nous voyons se traduire physiquement
par des opacités légères d'abord, mais qui se multiplient,
s'accroissent et finissent à la longue par envahir toute la
lentille. Ce travail demande souvent plusieurs années,
excepté dans les cataractes traumatiques où, comme nous
l'avons vu, il peut s'accomplir en quelques semaines et
même quelques jours.

Ces opacités ont été étudiées non-seulement au point
de vue du diagnostic, mais encore dans leur constitution

intime, et si quelques anatomistes ont cru trouver une désorganisation complète et irrémédiable de tout l'organe, d'autres ont découvert des altérations graves sans doute, mais qui, au moins dans les cataractes récentes et non encore complètes, justifient les tentatives faites pour y remédier.

Nous copions littéralement, dans le traité de M. Fano, le passage qui a rapport aux altérations subies par le cristallin dans la cataracte lenticulaire.

« En résumé, dans les cataractes lenticulaires, l'opacité est
« le résultat : 1° de la coagulation du fluide albumineux
« contenu dans les divers éléments du cristallin ; 2° d'un
« dépôt de *matières grasses* qui se présentent sous forme de
« gouttelettes, de cristaux, de cholestérines, ou de granules
« solubles dans l'éther ; 3° de la présence de petits granules
« insensibles à l'action de tous les réactifs ordinaires. Tous
« les éléments constitutifs de la lentille, à part les corpuscules
« de Morgagni et les fibres nuclées paraissent n'avoir éprou-
« vé que peu ou pas de déformation. »

(FANO).

SYMPTOMES

Les débuts d'une cataracte échappent souvent à l'observation, car cette maladie est complètement indolore et ne
se traduit d'abord que par une moindre acuité de la vision,
par une gêne mal définie, mais sensible surtout à une
grande lumière. Comme ces troubles arrivent souvent à
une époque où normalement la vue subit un affaiblissement ou des changements, le malade est tenté d'attribuer
ces divers phénomènes à une évolution naturelle produite
par l'âge. Il accuse ses lunettes d'être trop faibles, les
change, essaye différents numéros, des verres de teintes
variées, et c'est seulement après ces tentatives inutiles
que la vue, devenant de plus en plus mauvaise, il va con-
sulter un médecin qui lui apprend qu'il est atteint de la
cataracte. A ce moment, les objets paraissent couverts
d'une sorte de gaze ou de vapeur ; ceux plus éloignés
deviennent complètement indistincts. La lecture et les
occupations analogues sont de plus en plus difficiles. Les
malades recherchent l'ombre et le demi-jour et marchent
la tête baissée pour éviter la grande clarté et permettre
une plus grande dilatation de la pupille. En même temps
certains malades éprouvent diverses illusions. La flamme
d'une lampe, simple à une petite distance, devient double
à une distance plus grande. Les contours des objets
prennent des teintes irisées. La plupart des malades se
plaignent d'apercevoir des mouches, des fils, des flocons
nuageux. D'autres ont des phénomènes de photopsie,
c'est-à-dire voient dans l'obscurité et les paupières fer-
mées, des flammes, des boules de feu, etc., et se plaignent

en même temps de douleurs dans les tempes et d'étourdissements. Ces derniers symptômes indiquent une congestion rétino-choroïdienne concomitante.

Peu à peu, la maladie continuant son évolution, les
symptômes s'aggravent. La vision s'affaiblit de plus en
plus. Toute occupation devient impossible. Ce n'est plus
qu'en hésitant que le malade se hasarde à sortir de sa mai-
son, car il ne voit plus les obstacles qui peuvent entraver
sa marche. Exposé à des chûtes, il finit par ne plus pouvoir se passer d'un secours étranger. Enfin la cécité
devient presque complète, car le malade ne distingue plus
que le jour de la nuit et l'ombre de la main passant devant
les yeux.

Dans la cataracte spontanée, les yeux sont le plus souvent atteints tous les deux à la fois, mais soit que la maladie marche plus vite dans l'un que dans l'autre, un œil
peut encore rendre des services lorsque son congénère est
parfaitement troublé.

Enfin il arrive assez fréquemment qu'un œil seul semble
atteint lorsque l'autre paraît entièrement sain. Dans ce
cas, la maladie étant tout-à-fait indolore, le malade peut
ne pas se douter de son infirmité et ne la découvrir que
lorsqu'une circonstance accidentelle le force à fermer l'œil
sain. — Il est alors douloureusement surpris et il lui
faut un certain temps et quelques essais pour croire à
la réalité de la perte d'un œil, tandis que rien ne la lui
avait fait soupçonner.

Nous ne donnons ici que les symptômes éprouvés par le
malade lui-même. Quant aux signes qui font sûrement
reconnaître la cataracte et ses diverses variétés au médecin, ils ont trouvé place dans les chapitres précédents et
nous y reviendrons à l'occasion dans ceux qui vont suivre.

PRONOSTIC
ET TRAITEMENT CHIRURGICAL

Dans ce chapitre nous examinerons successivement :
Le pronostic de la cataracte; quelle est la proportion de
succès donné pour le traitement chirurgical ? A quel moment l'opération doit-être faite ? Dans quel cas doit-on s'en
abstenir ? Doit-on opérer un œil, l'autre étant sain ? Doit-
on opérer les deux yeux à la fois ? Enfin quelles sont les
conséquences et les désiderata de l'opération ?

Plus encore que dans les chapitres précédents, nous
ferons de larges emprunts aux auteurs déjà cités, qui tous,
opérateurs habiles et partisans absolus du traitement
chirurgical, ne pourront être soupçonnés de partialité en
faveur de notre thèse. Ils ont, dans certaines circonstances,
une sévérité d'appréciation que nous n'oserions nous permettre.

Dans notre deuxième lettre sur le traitement médical
de la cataracte, nous avons cité l'opinion de M. Fano sur
le pronostic de cette maladie, nous y joignons aujourd'hui
celle de MM. Denonvilliers et Gosselin.

« Le pronostic est toujours grave, puisqu'il est néces-
« saire, pour faire recouvrer la vision, de pratiquer une opé-
« ration qui n'est pas sans danger pour l'œil. »

(FANO)

« *Pronostic.* — Cette maladie est toujours grave, puis-
« qu'elle conduit presque inévitablement à la cécité et
« qu'elle ne peut guérir que par une opération qui est loin
« de réussir toujours. Les cataractes dures sont moins
« facheuses que les molles et les capsulo-lenticulaires, parce

« l'opération débarrasse mieux le champ de la pupille dans
« les premières que dans les secondes. Les cataractes simples
« sont moins fâcheuses que les compliquées. Parmi les
« complications, il en est, telles que l'amaurose et l'atrophie
« de l'œil, qui rendent la maladie tout-à-fait incurable.
« D'autres, comme la blépharite ou l'ophtalmie chronique,
« la céphalalgie habituelle, exposent à une inflammation
« grave après l'opération. Dans les cas ordinaires, l'opéra-
« tion réussit ou échoue sans que les données fournies par
« l'examen de l'œil et par les commémoratifs aient pu faire
« prévoir le résultat. » (DENONVILLIERS ET GOSSELIN).

Quelle est la proportion de succès donné par le traite-
ment chirurgical ? — La réponse à cette question ne peut
être qu'approximative, car la plupart des statistiques
présentent des causes d'erreur et ne peuvent servir de
bases qu'après un contrôle sérieux. D'après elles, on
compterait 70, 80 et même 90 % de succès. Selon les uns
l'opération réussirait presque toujours, selon les autres le
succès ne serait que l'exception. Il y a exagération des
deux côtés. Les citations que nous allons faire réduiront
ces assertions contradictoires à leur juste valeur.

« On a publié beaucoup de statistiques en vue de faire
« connaître la valeur de l'opération de la cataracte, mais la
« plupart d'entre elles ne donnent pas sur ce point d'idées
« exactes. Dans les unes, on a certainement oublié ou né-
« gligé à dessein les mauvais résultats pour ne publier que
« les bons. Dans les autres, on parle de demi-succès qui ne
« sont pas suffisamment clairs, et qui, pour beaucoup
« de chirurgiens seraient de véritables insuccès. Dans
« plusieurs, on a relevé les faits recueillis pendant des années
« qui avaient été heureuses et on n'a pas parlé des années
« malheureuses, ou bien l'on a pas assez tenu compte des
« conditions hygiéniques dans lesquelles se trouvaient les

« malades. Il est incontestable en effet que cette opération
« est sujette, comme tant d'autres, à des variations de causes
« inconnues, et qu'elle réussit mieux dans la pratique parti-
« culière, où les opérés ne sont soumis à aucune influence
« fâcheuse, que dans les hôpitaux, où les émanations mias-
« matiques peuvent faire naître l'ophtalmie purulente.

« Pour ne pas s'écarter de la vérité, on doit présenter
« l'opération de la cataracte comme réussissant bien dans la
« moitié des cas, comme ne donnant que des améliorations
« légères dans le quart des autres et comme échouant com-
« plètement dans le dernier quart. Encore est-il nécessaire
« d'ajouter que, quand elle réussit, elle ne rend presque
« jamais la vision aussi parfaite qu'elle l'était autrefois et que
« les opérés ne peuvent lire, écrire ou travailler à des objets
« un peu fins, qu'à la condition de porter des lunettes à
« verres grossissants. »

(DENONVILLIERS ET GOSSELIN.)

« Une considération à faire valoir, c'est que chaque
« chirurgien, chaque oculiste, a sa méthode de prédilection
« pour l'opération de la cataracte. Il en résulte que, dans
« les statistiques, il cherche à grossir les résultats favorables
« obtenus par sa méthode et à déprécier la méthode opposée.
« En dehors même de ce mobile, auxquel nous obéissons
« tous involontairement, il y a un autre écueil, c'est que le
« chiffre des succès est grossi d'une manière absolue. Il est
« certain, pour nous, que beaucoup de chirurgiens s'abusent,
« sous ce rapport. On en a la preuve dans le tableau présenté
« par Daviel et dans les résultats de l'enquête faite par
« l'Académie de Chirurgie, dans la statistique publiée par
« un des élèves de Roux et par Furnari. Je puis assurer, pour
« ma part, que Roux, dont j'ai été l'interne à l'Hôtel-Dieu
« en 1846, et dont je me plais à proclamer la grande habileté
« dans l'exécution des manœuvres de la kératotomie oblique
« inférieure; Roux, pour la mémoire duquel je conserve

« la plus grande vénération et qui a été pour moi un excel-
« lent maître, je puis assurer qu'il obtenait des résultats
« déplorables à l'hôpital, et je n'exagère rien en affirmant
« qu'il n'avait pas un succès sur quatre. »   (FANO)

Ainsi donc, sachant que l'opération ne donne des résultats satisfaisants que dans la moitié ou un peu plus de la
moitié des cas, comment se fait-il que la plupart des
opérateurs promettent à leurs malades un succès certain ?
Doit-on, comme je l'ai entendu souvent, les blâmer de
faire des promesses auxquelles ils seront forcément
contraints de manquer dans bien des circonstances ?
Evidemment non, car dans l'opération de la cataracte, plus encore peut-être que dans les autres, le
chirurgien doit inspirer à son malade une confiance salu-
taire et, quelles que soient ses craintes sur l'issue de l'opération, bien se garder de les laisser soupçonner au patient
toujours prêt à désespérer si une parole en laquelle il a
foi ne vient soutenir son courage et relever son moral.

A quel moment doit-on opérer la cataracte ? — Il est
très-généralement admis que pour avoir recours à l'opération, il faut attendre que la cataracte soit arrivée à
maturité, c'est-à-dire que le cristallin soit complètement
opaque, la vision presque abolie, et que le malade ne
distingue plus que l'ombre de la main passant devant les
yeux. Avant cette opacité complète du cristallin, on ne
doit pas, à moins de motifs graves, tenter l'opération. Les
raisons données par les auteurs sont différentes, mais la
conclusion est toujours la même.

« Les chances de succès de l'opération dépendent surtout,
« abstraction faite de l'habileté du chirurgien et de la doci-
« lité du malade, de l'état du globe. La cataracte est accom-
« pagnée, pendant la première période de sa formation, de
« phénomènes qui annoncent une congestion rétino-choroï-

« dienne. Opérer pendant que ces symptômes existent,
« c'est courir les chances d'une phlegmasie grave ; de là le
« précepte formulé par tous les auteurs, de n'opérer que
« lorsque la cataracte est arrivée à *maturité*, c'est-à-dire à
« un degré d'opacité tel, que le sujet ne distingue plus que
« la lumière des ténèbres, l'action hyperhémique des mem-
« branes profondes étant alors éteinte. »

(FANO)

« Les inconvénients d'une maturité incomplète dépendent
« de ce que des fibres cristalliniennes restées transparentes,
« ont plus de cohérence avec la cristalloïde qu'avec les
« couches ramollies du cristallin. C'est pourquoi elles
« restent dans l'œil après l'extraction, et occasionnent des
« iritis et des cataractes secondaires. Il sera donc utile
« d'attendre une maturité complète des cataractes molles et
« mixtes. Les cataractes dures ne mûrissent que lentement ou
« pas du tout. Leur maturité a heureusement beaucoup
« moins d'importance, car à cause de la transition insensible
« qui existe entre la consistance des fibres du centre et
« celles de la périphérie du cristallin, leur cohérence est plus
« grande et elles se détachent plus facilement de la cristal-
« loïde. Du reste, l'insuffisance de la maturité ne forme pas,
« même dans les cataractes molles et mixtes, un obstacle
« absolu, dans des circonstances où l'opération paraît
« urgente. »

(LIEBREICH)

A cette même question : La cataracte doit-elle être opérée lorsque l'œil malade voit encore ? M. Gosselin répond
également non, et sa raison, pour être moins scientifique
ne manque pas d'une grande valeur.

« En pareil cas, dit-il, il faut toujours attendre, par la
« raison toute simple que si l'opération ne réussissait pas,
« elle ferait perdre le peu de vision qui reste. »

Il ne suffit pas qu'une cataracte soit arrivée à maturité pour que l'opération soit praticable, il faut que l'état général du malade et l'état du globe de l'œil soit satisfaisant. Ainsi, une maladie grave de l'œil : amaurose, glaucome, décollement de la rétine, etc., contre-indique formellement l'opération. Toutes les inflammations de la cornée, de la conjonctive et des paupières sont un obstacle et doivent être traitées avant de songer à l'opération.

Un grand nombre d'états physiologiques ou morbides doivent rendre le chirurgien circonspect et l'obligent à retarder l'extraction du cristallin, ou même à y renoncer complètement, telles sont : la grossesse, l'allaitement, l'âge critique, la toux et les vomissements habituels, le diabète, la débilité trop grande, etc.

Le malade ne présentant pas les contre-indications que nous venons de désigner et la cataracte étant mure, il reste encore à examiner différents cas sur lesquels on est loin d'être d'accord.

1° *Doit-on opérer un œil, l'autre étant sain ?* Laissons parler les auteurs, on verra que si M. Fano, par exemple, est partisan de l'opération, MM. Gosselin et Liebreich sont d'un avis opposé, parce que cette opération ne sera guère profitable au malade, même en cas de réussite parfaite, à cause de l'inégalité de réfraction et du défaut d'accommodation de l'œil opéré.

« Pour nous, nous n'avons jamais hésité à opérer une ca-
« taracte d'un seul côté, que l'autre œil fut sain ou qu'il y
« eut un commencement d'opacité cristallinienne de ce
« dernier. Une considération que nous faisons valoir au
« malade, dans ce cas, pour le décider à l'opération, est la
« suivante : si le malheur voulait que vous perdissiez l'œil
« sain par accident, vous seriez complètement aveugle,
« tandis qu'en vous opérant de l'œil cataracté, si l'opération

« réussit, il vous restera au moins un organe avec lequel
« vous pourrez voir. »   (Fano).

« Si l'œil qui n'est pas cataracté est depuis longtemps
« perdu par suite d'un accident ou de quelque ophtalmie,
« nul doute qu'il ne faille opérer. Si cet œil non cataracté
« est tout-à-fait sain, on peut sans inconvénient ajourner
« l'opération, et l'on doit même la présenter au malade
« comme devant être peu utile, parce que la vision s'exécute
« à peu près aussi bien avec un seul œil en bon état qu'avec
« deux yeux, dont l'un a subi l'opération de la cataracte. »

                    (Denonvilliers et Gosselin).

« Chez des personnes âgées, dont l'autre œil est complè-
« tement sain, on évite l'opération de la cataracte, ce qu'on
« ne peut toujours faire chez des jeunes gens qui nous
« demandent d'être débarrassés d'un défaut apparent ; mais
« qu'on ne manque pas d'établir bien d'avance que l'effet
« de l'opération sur la vue ne sera pas très-grand, à cause de
« la différence qui existera entre la réfraction et l'accom-
« modation des deux yeux. »   (Liebreich).

2° *Un œil ayant une cataracte complète et l'autre commençant à se troubler, doit-on opérer et à quel moment
faut-il opérer ?*

« Si l'une des cataractes est en voie de formation
« pendant que l'autre est à maturité, nous disons au
« malade : vous êtes menacé de cécité complète ; en opérant
« l'œil le plus avancé, vous pourrez voir de ce côté, pendant
« que l'autre verra de moins en moins. Plus tard l'opération
« sera faite sur ce dernier. Au lieu de rester plusieurs
« années sans voir, vous ne serez privé de la vision que
« pendant le temps nécessaire aux suites de chacune des
« opérations. »   (Fano).

« Si, ce qui est le cas le plus fréquent, l'un des yeux ayant
« une cataracte complète, l'autre en a une commençante, il
« y a de bonnes raisons, soit pour opérer de suite le
« premier, soit pour attendre. Les personnes de la classe
« pauvre aiment mieux ne pas attendre, parce qu'elles ont
« un grand intérêt à ne pas devenir tout-à-fait aveugles. Les
« personnes aisées, au contraire, temporisent plus volon-
« tiers. »   (DENONVILLIERS ET GOSSELIN).

« Heureusement pour les malades, la cataracte se déve-
« loppe ordinairement plutôt sur un œil que sur l'autre ;
« on peut donc leur épargner les tristesses d'une cécité com-
« plète dans les cas où la distance entre le développement
« des deux cataractes est assez grande pour que l'une soit
« déjà mure lorsque l'autre commence seulement à se
« former. On décidera dans ces cas, l'opportunité de l'opé-
« ration d'après l'âge du malade et les conditions dans
« lesquelles il se trouve. Ainsi, par exemple, chez un
« ouvrier encore dans la force de l'âge, on fera l'opération
« dès que le commencement de la cataracte au second œil
« l'empêche de travailler. Au contraire, chez un individu
« très-âgé, qui n'est pas obligé de travailler, on attendra
« jusqu'à ce que les troubles au second œil gênent beaucoup
« ou l'empêchent même de se conduire seul. »

                                        (LIEBREICH).

3° *Enfin les deux yeux offrant des cataractes toutes les
deux complètes, doit-on les opérer le même jour et dans
la même séance, ou ne doit-on les opérer que successivement ?* — Ici les opinions sont diamétralement opposées,
on en jugera par les extraits suivants. On verra que si un
certain nombre de chirurgiens opèrent les deux yeux à la
fois, les autres condamnent formellement cette pratique.

« Presque tous les chirurgiens sont, dit M. Gosselin,
« d'avis, comme Boyer, d'opérer les deux yeux le même

3

« jour, pour deux raisons : la première, c'est que l'expé-
« rience a fait voir que, dans beaucoup de cas, l'inflam-
« mation consécutive est moins intense sur l'un des yeux
« que sur l'autre, et que si tous deux ne guérissent pas,
« l'un des deux du moins recouvre ses fonctions. La
« seconde, c'est que les suites de l'opération étant quelque-
« fois longues, douloureuses et fatigantes pour l'économie,
« il vaut mieux ne pas y exposer deux fois les malades qui,
« à cause de leur âge avancé, ont toujours besoin d'être
« ménagés. »

(DENONVILLIERS ET GOSSELIN).

« Sur ce point de pratique, les auteurs ne sont point
« d'accord. Demours, Dupuytren, Scarpa, Serres, attendent
« le rétablissement d'un œil avant d'opérer le second.
« Boyer, Delpech, Forlenza, Jæger, Rosas, Roux, Wenzel,
« opèrent les deux yeux dans la même séance. Nous nous
« sommes toujours ralliés à cette dernière pratique, persua-
« dés qu'une opération double ou simple n'a pas sur le
« développement de l'inflammation consécutive l'influence
« qui lui est attribuée par les partisans de l'une et de l'autre
« opinion ; que s'il y en a une, elle est plutôt en faveur de
« l'opération simultanée. En effet, ce qui compromet le
« succès des opérations de cataracte, c'est l'inflammation.
« Admettez qu'on échoue par ce terrible accident dans un
« quart, ou un tiers des cas, il tombe sous le sens que si on
« opère les deux yeux simultanément, on aura plus de
« chances de réussite absolue que si on en opère qu'un seul.
« Bien qu'il y en ait des exemples, que j'en aie eu dans ma
« propre pratique, des deux yeux opérés le même jour, et
« détruits par l'inflammation consécutive, il faut pourtant
« convenir que ces résultats sont exceptionnels.

« L'opération faite dans une seule séance, sur les deux
« yeux, a un avantage qui ressort bien de ce qu'il se passe
« chez les sujets que l'on opère à un intervalle de plusieurs

« mois ou de quelques années, par suite du degré inégal de
« maturité des cataractes. Constamment j'ai observé, dans
« ces derniers cas, que ceux qui avaient supporté avec le
« plus de patience et de résignation la première tentative
« opératoire étaient très-émus et parfois très-indociles à la
« seconde tentative. »

(FANO)

« Une grande partie des malades se contente d'un bon
« résultat obtenu sur un œil ; pour bien d'autres cependant,
« surtout ceux qui ont facilement passé par les fatigues de
« l'opération, et d'autre part pour ceux chez lesquels on
« peut espérer d'obtenir sur le deuxième œil un résultat
« plus favorable pour la vue que celui du premier opéré,
« l'opération paraît désirable. Nous opérons volontiers,
« dans ces cas, le deuxième œil, mais nous refusons tou-
« jours d'opérer les deux yeux à la fois. »

(LIEBREICH)

« Les principes élémentaires de la prudence indiquent
« assez qu'il ne faut pratiquer l'opération de la cataracte que
« sur un œil à la fois. En premier lieu, les suites que pré-
« sente alors la première opération et les résultats qu'elle
« fournit sont, pour le chirurgien, des enseignements pré-
« cieux, relativement à la règle de conduite qu'il devra
« suivre pour la seconde. En second lieu, il n'est pas un
« opérateur sérieux qui consente à exposer son malade à
« perdre, d'un seul coup, tout espoir de recouvrer la vue,
« ce qui peut arriver après une extraction double, suivie
« d'accidents tout-à-fait indépendants de l'opération elle-
« même, et déterminés par une imprudence du sujet ou des
« personnes qui l'entourent. »

(WECKER)

L'opération de la cataracte se fait de deux manières
principales, par abaissement et par extraction. Les auteurs,
comme on l'a vu, présentent des divergences d'opinion

.sur quelques uns des points que nous avons examinés
jusqu'ici, il est de même sur le mode opératoire qu'il con-
.vient de choisir dans certains cas déterminés.

Tout en reconnaissant les inconvénients de l'abaisse-
.ment, qui peut exiger, même après un temps très-long, une
deuxième opération par suite de la réascension du cristallin, qui donne souvent lieu à des irido-choroïdites accom-
pagnées de douleurs névralgiques intolérables, et qui
enfin expose plus que l'extraction à la cataracte secondaire et à l'amaurose consécutive, quelques auteurs sont
d'avis de conserver cette méthode qui peut parfois rendre
des services.

« L'abaissement, dit M. Fano, sera préféré à l'extraction,
« chez les vieillards faibles, cacochymes, à cause du peu de
« tendance à la réunion qu'offre, dans ces conditions, un
« lambeau taillé à la cornée. La même méthode sera mise
« à exécution dans les cataractes compliquées de *ramollisse-*
« *ment du corps vitré ;* l'extraction exposant, dans ce cas, à
« l'issue de l'humeur vitrée. Un état de mollesse de l'œil,
« indiquant cette fluidité, ou un défaut d'élasticité des élé-
« ments membraneux de l'organe, fera aussi pencher pour
« l'abaissement, la lentille étant difficilement expulsée dans
« ces conditions. La même méthode convient aussi de préfé-
« rence dans les cataractes *branlantes* et *natatiles,* à moins
« que le cristallin ne soit tombé dans la chambre anté-
« rieure. »

D'autres praticiens, comme MM. Liebreich et Wecker,
repoussent absolument ce mode opératoire.

« Si les tristes conséquences de *l'abaissement* ne tardaient
« pas plus à apparaître que les accidents consécutifs à
« l'extraction, il est certain que cette méthode serait, depuis
« longtemps déjà, jugée et complètement délaissée. Mais
« malheureusement, l'inflammation des membranes pro-

« fondés ne se déclarant, en général, qu'après le traitement,
« il est facile de persuader au patient qu'elle est indépen-
« dante de l'opération. Que l'on interroge les opérés par
« abaissement, quelques années après l'application de cette
« vicieuse méthode, la moitié d'entre eux déclareront avoir,
« de nouveau, perdu l'usage de la vue. ».

(WECKER)

TRAITEMENT MÉDICAL

Ainsi que nous l'avons vu au chapitre précédent, on peut dire que dans la moitié ou un peu plus de la moitié des cas, l'opération donne des résultats satisfaisants, la vision est rétablie et au moyen de deux paires de lunettes spéciales, les unes servant pour les objets éloignés, les autres pour les objets rapprochés, le malade peut non seulement se conduire, mais encore se livrer à ses occupations habituelles, lire, écrire et travailler à toutes sortes d'ouvrages. Au moyen de ces lunettes, il peut suppléer à la faculté d'accommodation perdue, en même temps que le cristallin qui en était l'organe.

Bref, pour cette première moitié d'opérés, le résultat est bon, et loin de nous la pensée de vouloir contester et déprécier une conquête chirurgicale dont nous admirons sincèrement les merveilleux résultats. Mais nous songeons à la seconde portion des malades qui, moins favorisés, n'ont eu que des demi-succès ou des insuccès complets. Pour ceux-ci la situation s'est aggravée, car elle est irrémédiable si les deux yeux ont été perdus à la fois, et elle est moins bonne s'il ne reste plus qu'une seule chance d'échapper à la cécité complète. Quelle ne doit pas être la répugnance et la crainte d'un malade chez lequel l'opération a déjà échoué et qui est contraint d'y avoir recours une seconde fois. Son état moral est certainement plus affecté, et l'on sait quelle influence exerce cet état moral sur le résultat de toutes les opérations.

On conçoit donc l'importance d'un traitement qui éviterait l'opération ou du moins la rendrait moins fréquente, et par conséquent épargnerait à beaucoup la misérable existence qu'ils mènent après un échec. Cela explique les essais, les tentatives nombreuses faites de tout temps pour guérir la cataracte. Nous ne voulons certes pas nous faire l'avocat de tous ceux qui ont prétendu avoir trouvé ce moyen, mais parmi eux il y a eu des chercheurs consciencieux qui ont eu surtout pour but le bien de l'humanité, et au lieu de les blâmer il faut louer leurs efforts.

Toutes les tentatives infructueuses faites jusqu'ici ont amené à cette conclusion formulée dans tous les auteurs. La cataracte ne peut guérir que par une opération.

Nous aurons à examiner dans ce chapitre : 1° *Ce que l'on doit entendre par guérison de la cataracte ; 2° Si cette guérison est possible ; 3° Dans quelle mesure elle est possible ; 4° Par quels moyens elle peut être obtenue ?*

Comme nous l'avons déjà dit, avant la découverte de l'ophtalmoscope les débuts de la cataracte échappaient facilement à l'examen, et la maladie n'était reconnue souvent que lorsqu'elle était presque visible à l'œil nu. Le cristallin avait alors subi une désorganisation plus ou moins complète, et vouloir y remédier entièrement c'était vouloir refaire un organe de toutes pièces, c'était vouloir l'impossible. On demandait au traitement médical plus qu'il ne pouvait donner et la déception était inévitable. A cette première cause d'insuccès venait s'y joindre une seconde non moins importante. Faute de connaître la structure intime du cristallin à l'état sain et à l'état morbide, faute d'avoir étudié son mode de nutrition, et de savoir comment se forment et se développent les opacités cristalliniennes, on demandait à des moyens violents, à la vératrine, à la strychnine, à l'électricité, à la cautérisation sincipitale avec le fer rouge, je ne sais quelle brusque révolution, qui, heureusement je crois, ne s'accomplissait pas.

Dans les cataractes presque mûres, sauf des cas très rares, où le cristallin, tout en étant opaque, a subi une désorganisation moins réelle qu'apparente, nous ne faisons pas de difficulté d'avouer que le traitement médical est à peu près impuissant. Nous l'avons déjà écrit et nous ne pouvons que le répéter. Nous n'avons pas la prétention de refaire un organe profondément altéré et l'opération reste alors comme dernière et précieuse ressource. (1)

Mais, avant cette altération générale du cristallin, il existe une longue période pendant laquelle une partie plus ou moins considérable des éléments anatomiques est encore saine et nous nous proposons de mettre à profit ce long espace de temps pour préserver ce qui reste encore intact de la lentille. Entre le début de la cataracte molle où on ne constate que quelques taches et troubles légers disséminés dans la partie superficielle de l'organe, et la maturité complète, il y a un grand nombre de degrés à franchir. C'est aussi près que possible de ce début qu'il faudrait pouvoir agir. Il n'en est pas malheureusement toujours ainsi, et la cataracte a le plus souvent fait de grands progrès, au moins dans un œil, lorsque les malades commencent le traitement. Ils se présentent à nous lorsque la maladie a accompli la moitié de sa marche. Nous observons alors des stries nombreuses rayant en divers sens le champ pupillaire. Les unes, plus anciennes, sem-

---

(1) Malheureusement, dans l'examen d'une cataracte parvenue à maturité, il est difficile de reconnaître celles qui offriraient des chances d'amélioration. Il nous est arrivé de céder aux désirs de quelques malades et de leur faire suivre le traitement, mais nous avons toujours soin de les prévenir des chances minimes résultant de leur état. Parfois nous avons eu des améliorations inespérées, mais le plus souvent le résultat a été nul ou insignifiant.

blent organisées définitivement; les autres paraissent en voie de formation. Autour de ces stries et les reliant entre elles, se montre une sorte de nuage d'épaisseur variée.

A ces lésions correspond un affaiblissement proportionnel de la vision. Quelques malades ne distinguent plus les objets qu'à travers un brouillard. Ils commencent à se conduire avec difficulté et ne reconnaissent plus les personnes qu'à une très-petite distance. Les uns ne peuvent plus lire, les autres ne lisent plus que de gros caractères ou des caractères moyens.

Parvenue à ce degré, la cataracte est-elle guérissable dans le sens absolu du mot, c'est-à-dire le cristallin peut-il recouvrer une transparence entière et absolue ? Nous ne le croyons pas, mais le traitement n'en a pas moins une très-grande utilité. Sous son influence, nous avons vu le brouillard qui unissait les stries entre elles, se fondre et disparaître peu à peu, les stries en voie de formation se résoudre en partie, et celles plus anciennes se limiter sur leurs bords, parfois même se sectionner, se diviser sur plusieurs points et le cristallin, à l'endroit même de ces sections, acquérir une grande transparence.

A la fin de ces transformations, le cristallin, au lieu d'offrir un aspect uniformément terne avec lignes opaques blanchâtres, se présente comme un corps très-transparent enveloppé d'un réseau à mailles larges, ou rayé de fils blancs tranchant vivement sur un fond noir translucide. En même temps, la cataracte, qui était déjà visible à l'œil nu, ne l'est plus qu'au moyen des instruments.

Nous avons, en outre, constaté des améliorations fonctionnelles correspondantes à ces améliorations anatomiques. Nous avons vu des malades menacés d'une cécité prochaine arriver à une acuité de vision telle, qu'ils pouvaient lire sans peine les plus fins numéros de l'échelle de Wecker,

Le malade recouvre la presque intégrité de la fonction,
et cependant, pour l'observateur qui n'a pas suivi la
marche regressive de la maladie et qui constate ces stries,
la cataracte est loin d'être guérie. Pour nous, après
avoir observé cette amélioration graduelle qui ne paraît
pas pouvoir être dépassée, puis un état stationnaire
d'assez longue durée, nous considérons la cataracte
comme guérie, non dans le sens absolu du mot, mais
autant que cela est possible, et les stries qui existent
encore ne sont pour nous que des cicatrices de l'affection disparue. La cataracte pour nous est guérie comme
l'est une plaie profonde qui laisse à la surface de la peau
des cicatrices indélébiles.

La guérison, restreinte à ces limites, est-elle possible?
— Si tous les auteurs nient la possibilité de la guérison
absolue, nous croyons que beaucoup seraient moins affir-
matifs devant une question ainsi posée. Nous en trouvons
la preuve dans quelques lignes d'une note de l'ouvrage de
M. Wecker. Après avoir démontré que les éléments du
cristallin étant détruits, il est impossible qu'ils puissent
reprendre leur intégrité et par suite leur transparence.

« Il faudrait pour cela, dit-il, que la régénération de la
« presque totalité des éléments du cristallin puisse se faire.
« On comprend encore de pareilles espérances, lorsque le
« développement de l'opacité est à son début et n'affecte
« qu'un nombre restreint des fibres. »

Continuant le même ordre d'idées, il dit, à propos de la
sclérose du noyau dans la cataracte sénile :

« Ajoutons encore que pour rendre à un pareil cristallin
« sa transparence, il faudrait posséder des moyens de mo-
« difier avec beaucoup d'énergie la nutrition de cet organe,
« c'est-à-dire la circulation des parties antérieures du tractus

« uvéal qui, ainsi activée, procurerait peut-être à la lentille
« des matériaux de nutrition plus abondants. »

M. Wecker, dans ces quelques lignes, indique l'unique
moyen de guérison des opacités cristalliniennes. Oui,
c'est en rétablissant dans son cours normal la circulation
du tractus uvéal, et par suite la nutrition, que l'on doit
arriver à arrêter d'abord la cataracte, puis à la faire
rétrograder. C'est en cherchant dans l'étiologie, dans la
nature de la maladie, dans son mode d'évolution, dans les
phénomènes physiologiques de nutrition, que nous trou-
verons la réponse à la question que nous avons posée.

Les cataractes traumatiques se guérissent parfois
d'elles-mêmes, mais le mode de résolution de ces cataractes ne peut nous servir d'exemple et de témoignage,
car la guérison survient par dissolution ou absorption du
cristallin. Des tentatives nombreuses ont été faites pour
arriver à un résultat analogue a celui observé dans ces
cataractes traumatiques. Elles ont toutes échoué, car
nous n'avons pas, ce me semble de substances capables
d'amener la dissolution d'un organe. Nous devons, du
reste, moins tenter de résoudre la cataracte complète que
nous opposer à sa production et entraver sa marche. Il
faut donc agir en sens contraire du mode et des moyens
de production et d'évolution de la cataracte spontanée.

Comme nous l'avons vu dans l'article consacré à l'étiologie, la cataracte naît et se développe par un défaut de
nutrition du cristallin. Ce défaut de nutrition est causé
lui-même, soit par ralentissement de la circulation du
tractus uvéal, soit par une altération du sang et secondairement de l'humeur aqueuse où le cristallin puise une
part de sa nourriture.

Les huit neuvièmes des cataractes se forment bien
après la quarantième année, à l'époque par conséquent où

tout l'organisme fléchit, et d'après cela nous sommes en droit de penser que le ralentissement de la circulation est la cause principale. Le problème consiste donc presque uniquement à activer cette circulation pour procurer au cristallin une nutrition normale, et, par suite, imprimer à la maladie une marche régressive.

Dans les cas où l'altération du sang paraît, comme dans le diabète, jouer le principal rôle, il faut, en outre de nos moyens d'action sur la circulation, avoir recours nécessairement au traitement général, sans lequel nous ne pourrions rien obtenir.

Les cataractes diabétiques ressemblent parfaitement aux cataractes molles ordinaires et n'en diffèrent que par la cause et une marche peut-être un peu plus rapide. Nous avons vu cependant (page 15), qu'elles sont sujettes à rétrograder d'elles-mêmes, lorsque l'état général s'améliore. Elles peuvent rétrograder même lorsqu'elles ont atteint assez d'intensité pour empêcher le malade de se conduire.

Si donc, dans le diabète, sous l'influence d'une nutrition plus normale, on voit la cataracte rétrograder, pourquoi supposer que dans la cataracte ordinaire, où l'on observe les mêmes lésions, la même cause ne produira pas les mêmes effets.

Mais, nous objectera-t-on, pour lutter contre une cause permanente, vous n'avez que des moyens agissant temporairement. Nous pourrions répondre d'abord que notre action, fréquemment répétée, équivaut à une action presque continue, car elle ne s'épuise jamais entièrement. Nous pourrions encore nous appuyer, par analogie, sur ce qui se passe dans d'autres cas, par exemple dans un membre amaigri et à moitié atrophié, à la suite d'une lésion quelconque. Là aussi, c'est un défaut de circulation et de nutrition qu'il s'agit de combattre. Pour rappeler la

vie dans ce membre, on emploie, en outre d'un traitement
général, des moyens externes; frictions, douches,
excitants divers, et sous les efforts de cette médication à
effets intermittents, on voit cependant les tissus reprendre
une nouvelle vigueur, les muscles se développer, les mou-
vements devenir plus faciles et plus énergiques; mais
nous puiserons surtout nos arguments dans le mode de
production de la cataracte.

Les causes de cette altération du cristallin ne paraissent
pas agir toujours avec la même intensité, car la marche
de la cataracte est loin d'être uniforme. Parfois elle
s'arrête presque entièrement pour reprendre avec une
nouvelle activité, dénonçant ainsi de grandes variations
dans l'ensemble des causes primordiales. De plus, il ne
semble pas nécessaire, pour le développement des opacités, d'une nutrition ou d'une circulation constamment
entravée. Dans l'ergotisme (voir page 15), et des degrés
avancés d'hypermétropie (voir page 11), on expliquerait
la prédisposition à la cataracte, par des contractions fréquemment répétées du muscle ciliaire.

« Pendant cette contraction, la quantité du sang qui
« afflue dans les parties antérieures du tractus uvéal se
« trouve diminuée, il en résulte que, tant que dure cette
« contraction, les matériaux de nutrition n'arrivent plus
« aussi abondamment dans ces parties, et que ce phéno-
« mène doit, à la longue, retentir sur la nutrition du cris-
« tallin lui-même. »

(WECKER).

Si une action intermittente est capable d'altérer assez
la nutrition pour amener des désordres dans les éléments
du cristallin, pourquoi se refuserait-on à admettre qu'une
action semblable, mais agissant en sens inverse, puisse
ramener la nutrition à un état normal.

Ceci étant admis, il ne reste qu'à rechercher les moyens
pratiques d'activer la circulation. Les pommades et pré-
parations vésicantes de Gondret et Guépin, de Nantes,
n'ont pas donné les résultats espérés. Les applications de
ces pommades vésicantes ne pouvaient être faites que sur
le front, les tempes, ou derrière les oreilles, tous lieux
trop éloignés et trop en dehors du cercle vasculaire sur
lequel il faut agir. Leur action nous semble surtout utile
contre une inflammation, mais non applicable dans ce cas
où il n'y a pas d'inflammations à combattre.

« Pour ranimer la circulation, les évacuations d'humeur
« aqueuse, fréquemment répétées par une ouverture péri-
« phérique de la cornée, telles que les a conseillées
« M. Sperino, nous paraissent, dit M. Wecker, les tenta-
« tives les plus rationnelles. Malheureusement, cette
« méthode a trois défauts signalés : elle est *fort peu efficace*,
« très-lente à agir, et constitue elle-même un mode d'inter-
« vention chirurgicale auquel répugnent de se soumettre
« les personnes qui ne veulent pas d'opération. Tels sont
« les motifs de la froideur que cette méthode a rencontrée
« dans le public et dans le corps médical, *en dépit des*
« *résultats fort curieux* signalés par M. Sperino. »

Cette méthode, dit M. Wecker, a trois défauts qui ont
empêché son adoption par le public et le monde médical.
Le seul, à notre avis, c'est que cette médication est une
véritable intervention chirurgicale qui, par sa répétition
fréquente, doit répugner autant aux malades que l'opération de la cataracte elle-même.

Ce traitement est *fort peu efficace*, dit encore M. Wecker,
et cependant M. Sperino a signalé des *résultats fort
curieux*. Ces deux membres de phrase se contredisent
formellement, surtout si l'on réfléchit que M. Sperino n'a
certainement pas trouvé beaucoup de malades disposés à

essayer ce traitement, ou à le subir d'une façon suffisamment persévérante. Nous sommes donc autorisés à penser, que s'il a pu obtenir des résultats, c'est que sa méthode est réellement efficace.

Quant au troisième reproche, d'être lente à agir, comme on le verra plus loin, notre méthode n'y échappera pas, et nous croyons qu'il en sera de même de toutes celles que l'avenir pourra faire découvrir. Cette lenteur, dans l'amélioration, est inhérente à la nature même des lésions à combattre, au mode imparfait de nutrition du cristallin, et aussi aux moyens indirects et restreints que l'on peut employer.

On peut dire que, généralement, une maladie survenue spontanément, demande pour sa guérison un temps proportionnel à celui de son évolution, depuis le début jusqu'au summum d'intensité.

Si nous appliquons ce principe à la cataracte molle, par exemple, qui met dix-huit mois ou deux ans, et souvent davantage pour arriver à maturité, on voit que la période régressive doit nécessairement être longue. Nous demandons en général, un an ou dix-huit mois à nos malades, pour obtenir, lorsque nous la croyons possible, une amélioration sérieuse. Ce traitement est long, nous n'en disconvenons pas, mais toutes les fois que la cataracte est dans sa période d'évolution et qu'il doit s'écouler un certain temps avant que l'opération soit possible, nous n'hésitons pas à conseiller au malade de profiter de ce délai pour essayer une médication, qui a d'autant plus de chances de succès que la maladie est plus près de son début.

Le procédé de M. Sperino, très rationel, mais peu applicable, agit en provoquant, dans les organes chargés de sécréter l'humeur aqueuse, une plus grande activité, et secondairement en forçant les vaisseaux voisins des procès ciliaires à apporter une plus grande masse de matériaux nécessaires à cette reproduction de liquide.

Le collyre dont nous nous servons, assez doux pour pouvoir être employé longtemps et plusieurs fois par jour, est cependant assez excitant pour produire une vive congestion de tous les vaisseaux de la conjonctive oculaire et palpébrale. Cette injection rapide s'étend plus profondément et atteint le cercle des vaisseaux péricornéens, simulant ainsi, d'après Sichel, une inflammation de la sclérotique. Elle persiste quelques minutes ou un quart d'heure et nous avons tout lieu de croire, par suite de la connexion intime qui existe entre le cristallin, la choroïde, la sclérotique et la cornée, (voir page 18) qu'elle a un réel et sérieux retentissement sur la circulation des procès ciliaires.

On comprend quelle influence peut avoir une excitation de cette nature, répétée plusieurs fois par jour, pendant plusieurs mois de suite. Si cette action n'est pas aussi énergique que celle obtenue par le procédé de M. Sperino, elle y supplée par une plus grande fréquence. En effet, tandis que M. Sperino ne pouvait répéter ses évacuations d'humeur aqueuse, qu'à d'assez longs intervalles nécessaires pour la cicatrisation de la petite plaie faite à la cornée, nous pouvons répéter plusieurs fois par jour les instillations de notre collyre.

Enfin, par ses évacuations d'humeur aqueuse, M. Sperino n'excitait pas seulement la circulation du tractus uvéal, il obtenait aussi un renouvellement et une recomposition de ce liquide, où nous avons vu le cristallin puiser une part de sa nourriture. Notre collyre opère dans le même sens, d'une manière moins apparente, mais qui n'est pas moins réelle, car on a des exemples frappants de l'action efficace des collyres excitants sur la production de l'humeur aqueuse. Après l'extraction du cristallin par la cornée, il arrive quelquefois que l'humeur aqueuse tarde à se reproduire et que la cornée restant affaissée,

la vision est impossible. On remédie à cet accident par
des collyres excitants qui raniment la sécrétion en même
temps que la vitalité de l'organe.

Nous croyons avoir répondu suffisamment aux questions posées au commencement de ce chapitre. Il nous
reste maintenant à exposer le fruit de nos observations,
pour montrer que les faits répondent à cette théorie et
la confirment.

OBSERVATIONS

Obs. I. — Madame .. .., âgée d'environ cinquante ans, d'une bonne santé générale, est atteinte de cataracte double, arrivée à peu près au même degré dans les deux yeux. Elle se soumet au traitement, mais les douleurs que lui fait éprouver le collyre sont vives, et elle ne peut le faire que d'une manière incomplète, ce qui en prolonge singulièrement la durée. Au bout de deux ans on constate une amélioration très grande : Les opacités du cristallin sont devenues transparentes dans toute leur étendue, comme percées d'une infinité de trous à l'instar d'une dentelle, les parties restantes étant également beaucoup moins épaisses et comme translucides. Tandis que Madame .... ne pouvait plus lire d'aucun des deux yeux, elle peut maintenant lire très-bien de l'un et l'autre œil, même à la lumière, ce qui concorde parfaitement avec l'amélioration constatée à l'éclairage latéral et à l'éclairage direct avec le miroir.

Cette amélioration a persisté et la malade lit, écrit, fait de la musique et travaille aux ouvrages les plus fins. La vue est à peu près normale, malgré les stries qui sont encore visibles. Aussi, dans ses lettres, la malade se déclaret-elle *complètement satisfaite du traitement.*

Obs. II. — Madame ....., après avoir fait le traitement deux ans, donne le certificat suivant :

« Je certifie qu'atteinte de la cataracte à l'œil droit depuis près de vingt-huit ans, je considérais cet organe comme entièrement perdu ; que, depuis six ans, l'œil gauche, atteint du même mal, me permettait à peine de vaquer à mes occupations.

« Que, depuis deux ans, je fais le traitement et qu'aujourd'hui, non seulement mon œil gauche est complétement débarrassé du voile qui l'obstruait, mais que l'œil droit est en très bonne voie de guérison et pourrait même me suffire pour les besoins de la vie. »

Chez ces deux premières malades, l'amélioration a été lente à se produire. En voici quelques autres, où les résultats ont été plus prompts, ainsi qu'on le verra par les dates des examens.

Obs. III. — Madame ....., âgée de cinquante-trois ans, est atteinte de cataracte capsulaire double, plus prononcée à gauche qu'à droite, mais le reticulaire opaque n'est pas complet, et la malade voit encore un peu des deux yeux. L'œil gauche est en même temps atteint de conjonctivite palpébrale.

Sept mois après le début du traitement on constate l'amélioration suivante :

Le réticulaire opaque du cristallin s'est résorbé en partie. Il en reste encore sous forme de feutrage très-transparent à mailles larges, mais se laissant évidemment traverser par la lumière. La vision s'est améliorée d'une façon correspondante, car la malade, qui ne pouvait pas distinguer d'une manière nette les personnes qui passaient près d'elle, peut maintenant s'occuper un peu à la couture.

Enfin, au bout d'un an, la cataracte paraît complétement résorbée et la vue est presque normale. Le traitement est continué encore pendant quelque temps, puis abandonné complétement dans le courant du seizième mois.

Obs. IV. — Madame ....., âgée de cinquante-deux ans, atteinte de cataracte capsulo-lenticulaire plus avancée dans l'œil droit, qui ne suffisait pas pour la diriger dans la rue, beaucoup moins dans l'œil gauche, où cependant il existe un nuage grisâtre léger, mais étendu sur presque toute la surface du cristallin.

Après cinq mois et demi de traitement, on constate une légère amélioration, le nuage existant dans l'œil gauche s'est éclairci mais persiste encore. La vision est beaucoup plus distincte de ce côté.

Du côté droit, l'amélioration consiste en une légère diminution de l'opacité sur les bords de la lentille, le centre paraît aussi épais, la malade distingue vaguement les objets et peut compter les doigts en regardant en bas.

Obs. V. — Madame ....., est atteinte d'une cataracte avancée et centrale de l'œil droit, compliquée d'adhérences des bords de la pupille à la capsule antérieure du cristallin.

A l'œil gauche le trouble commence à se faire par places sur la capsule antérieure du cristallin avec quelques adhérences moins nombreuses entre cette capsule et le bord pupillaire.

Après un an de traitement, il existe l'amélioration suivante ; 1° dans l'œil gauche, quelques adhérences existent encore entre l'iris et la capsule du cristallin, et la pupille est encore irrégulière, mais le champ de la pupille est presque complétement libre, à peine si on aperçoit encore un petit nuage très-léger vers le côté interne.

2° Dans l'œil droit, le centre de la lentille forme encore un noyau tout-à-fait opaque, mais bien limité tout autour par un cercle noir transparent de un millimètre d'étendue, dans lequel il reste à peine un léger nuage. Quelques adhérences existent encore entre l'iris et le cristallin qui déforment la pupille.

La malade elle-même accuse une amélioration très-grande, elle qui ne pouvait pas même se conduire seule, quand elle est venue au mois de janvier, peut maintenant coudre des ouvrages de toute nature, pourvu qu'ils ne soient pas trop fins.

OBS. VI. — Madame ....., âgée de cinquante-neuf ans, est atteinte de cataracte commençante lenticulaire double, caractérisée pour l'œil droit par une strie en forme d'Y renversée et dont la grande branche oblique de haut en bas et de dehors en dedans traverse le milieu du cristallin. Autour de cette strie existe un nuage assez épais.

L'œil gauche présente une strie presque rectiligne, à direction oblique de haut en bas et de dedans en dehors. Autour existe, comme dans l'œil droit, un nuage, mais beaucoup plus léger. Il y a un peu de presbytie. Les paupières sont disposées aux inflammations. L'état général est bon.

Le traitement est commencé vers le 20 juillet 1882. Au mois de décembre, l'état ne paraît pas être modifié sensiblement ni dans un sens, ni dans l'autre. A ce moment, la malade lit avec l'œil gauche le numéro 5 de l'échelle Wecker, avec l'œil droit, le numéro 7, et avec les deux yeux le numéro 4.

Le traitement est continué, et au mois de mai, on constate l'amélioration suivante : Les stries ont la même forme, mais sont moins larges et moins épaisses et les nuages qui les entouraient ont presque disparu, même à droite. La malade lit facilement avec les deux yeux le numéro 2 de Wecker. Le traitement se continue.

OBS. VII. — Mademoiselle ...., âgée de quarante-cinq ans, est atteinte depuis un certain nombre d'années d'une cataracte capsulo-lenticulaire double à marche assez lente.

L'œil gauche présente seulement un nuage central assez léger et quelques petites stries sur les bords de l'ouverture pupillaire. L'œil droit, le plus malade, a un nuage plus épais et une large strie irrégulière traversant obliquement de haut en bas et de gauche à droite la partie externe du champ pupillaire. Sur cette strie, on remarque deux taches plus épaisses que tout le reste et ayant l'aspect de deux petites végétations d'un blanc jaunâtre. La malade lit encore bien de l'œil gauche, mais de l'œil droit ne peut plus lire que de gros caractères. Etat général assez bon.

Le traitement est commencé vers le 15 juin 1882. Je revois la malade le 12 octobre et je constate dans l'œil gauche la disparition presque complète des stries et du nuage que j'y avais remarqué. Cet œil me paraît presque complétement débarrassé.

Dans l'œil droit, je ne retrouve plus ces deux petites végétations jaunâtres, il ne reste que la strie, qui est moins épaisse, tout en conservant la même forme. La malade est satisfaite du résultat obtenu jusqu'ici et continue le traitement.

12 avril 1883. — L'amélioration persiste et s'accentue. La strie de l'œil droit devient plus translucide.

Obs. VIII. — Madame ....., âgée de quarante-deux ans, fit, il y a environ six ans, une chute très grave. La tête porta violemment sur le sol et elle resta près d'une heure sans connaissance. Quelque temps après cette chute, la vue qui avait toujours été faible le devint plus encore et la malade remarqua que les objets lui paraissaient entourés d'un léger brouillard. Ce brouillard augmenta graduellement. Aujourd'hui la malade ne peut plus lire avec un seul œil et, avec les deux, elle ne peut lire qu'avec beaucoup de peine des caractères de grosseur moyenne.

Dans l'un et l'autre œil, la cataracte n'est pas visible à l'œil nu, mais à l'examen par l'éclairage latéral, on remarque, à l'œil droit, au milieu d'un trouble général, des opacités en forme de fuseaux disposées très-régulièrement en rayons. A l'œil gauche, les opacités sont moins perceptibles, mais ont la même forme et la même disposition régulière. La malade est d'un tempéramment assez faible. Elle se plaint de rhumatismes et de gastralgies fréquentes.

Elle commence le traitement vers les premiers jours de novembre 1882 et le continue tout l'hiver sans accuser d'amélioration, Vers la fin d'avril, elle me fait savoir qu'elle va mieux, surtout de l'œil gauche.

Je l'examine le 9 mai 1883. L'œil gauche me paraît presque complétement débarrassé. Dans l'œil droit, les opacités persistent dans la partie supérieure du cristallin, mais se sont presque totalement effacées dans la moitié inférieure. Le traitement continue.

OBS. IX. — Madame ....., couturière, présente une cataracte lenticulaire double. Le cristallin offre un aspect tout particulier. Ce sont des rayures blanches opaques disposées transversalement un peu de haut en bas et s'entrecroisant à angle aigu comme des hachures de dessin.

Entre ces stries opaques qui tranchent sur le fond noir de la lentille, on observe un nuage léger la rendant moins transparente. La malade peut encore lire, écrire et coudre, mais éprouve une très grande gène, et les yeux se fatiguent vite. Elle est menacée d'abandonner à bref délai la couture qui est sa seule ressource. Attaques assez fréquentes de rhumatismes noueux. Déformation sensible des articulations des doigts.

Le traitement est commencé vers le 15 juillet 1882. Je revois la malade le 12 octobre et ne constate aucun changement anatomique sensible. La malade cependant prétend ressentir moins de gène et pouvoir travailler un peu plus longtemps. Le traitement se continue pendant tout l'hiver avec assez de régularité, et durant tout ce temps, cette ouvrière travaille, non seulement la plus grande partie de la journée, mais même à la lampe, jusqu'à une heure assez avancée de la nuit.

Au printemps, il y a une amélioration évidente, mais plus sensible encore le 12 juillet, à mon dernier examen. A cette dernière date, je remarque la disparition d'un certain nombre de stries et celles qui subsistent encore présentent une teinte grisâtre qui tranche beaucoup moins sur le fond noir du reste de la lentille. Elles sont en outre moins larges. Le reste du cristallin est lui-même plus apparent.

A ces améliorations physiques correspondent des améliorations fonctionnelles. La malade travaille aisément et n'éprouve de gène que dans la rue et au grand soleil, où la vive lumière l'éblouit et rend les objets un peu confus, en sorte qu'elle ne reconnaît pas encore parfaitement les personnes qui passent auprès d'elle.

Obs. X. — Madame veuve ...., âgée de cinquante-six ans, est atteinte de cataracte lenticulaire double beaucoup plus prononcée à gauche, où elle est presque complète. De ce côté, la malade ne distingue presque plus rien que le jour de la nuit, et les grosses masses. Il lui serait impossible de se conduire avec cet œil.

L'œil droit, moins atteint, présente un nuage général et quelques stries épaisses à la partie interne de la pupille. La malade peut se conduire avec cet œil, mais elle est obligée de ralentir sa marche et de prêter une grande attention aux obstacles qui sont sur sa route. L'état général de la santé est très-bon.

Le traitement commence au mois de novembre 1881. Je ne revois plus la malade jusqu'au mois de novembre

1882, c'est-à-dire un an après le début du traitement. Je constate une très-grande amélioration dans les deux yeux.

A l'œil gauche, on distingue encore deux larges bandes blanches opaques, mais le reste du cristallin est tout-à-fait transparent. Avec cet œil seul, la malade pourrait parfaitement se conduire.

L'œil droit a fait relativement moins de progrès, car j'observe encore des stries légères à la partie interne et un léger nuage général. La vue s'est améliorée aussi de cet œil, en sorte que la malade peut s'occuper à divers ouvrages un peu gros. Je ne revois plus cette malade, mais l'amélioration se continue, car le 14 juin 1883 je reçois d'elle une lettre où se trouve la phrase suivante :

Je suis heureuse de vous affirmer que je vois coudre sans lunettes; dans quelque temps ma vue sera entièrement rétablie. Quel bonheur pour moi, etc.

OBS. XI.— Monsieur ....., journalier, âgé de soixante-quinze ans, est atteint de cataracte commençante, constatée le 16 août 1882, et caractérisée par un brouillard assez léger dans les deux yeux, avec stries rayonnantes dans l'œil gauche. La vue est simplement troublée depuis plusieurs mois.

Le traitement commence le 17 août et est fait assez mal. Malgré cela, il y a une amélioration rapide.

Le 14 décembre, l'œil gauche a encore deux stries légères à la partie inférieure du cristallin, mais l'œil droit est complétement débarrassé du brouillard léger, mais très-manifeste, qui existait il y a quatre mois. Le malade lui-même accuse une très-grande amélioration et cesse le traitement.

OBS. XII. — Mademoiselle ....., domestique, âgée de 65 ans, a toujours eu une vue assez médiocre. Elle se plaint depuis quelque temps d'un affaiblissement graduel et assez rapide de la vue.

L'examen, en mars 1881, fait constater une cataracte molle commençante des deux yeux, caractérisée par des nébulosités éparses dans le cristallin.

Sous l'influence du traitement, il survient une amélioration lente, mais progressive, et enfin, le 14 septembre 1882, je constate la disparition des nébulosités. Il reste une certaine faiblesse de la vue qui tient à une asthénopie acquise ou congénitale, car les cristallins sont complétement dégagés dans toute leur étendue et très-transparents.

Obs. XIII.— Madame ....., fruitière, âgée de soixante ans, présente, lors du premier examen, au mois de juin 1881, une cataracte complète à l'œil droit et déjà assez avancée à l'œil gauche, pour que la malade ne puisse plus s'occuper à aucun ouvrage de couture, mais que la marche même soit un peu embarrassée. La malade ne reconnaît plus les personnes qui passent près d'elle.

L'éclairage latéral fait reconnaître quelques stries sur la surface antérieure du cristallin et un nuage général déjà assez prononcé. Par l'éclairage direct on découvre une tache beaucoup plus épaisse et plus grande que les précédentes, mais située sur la face postérieure du cristallin. Cette tache est dirigée du centre à la circonférence en affectant un peu la forme d'une virgule à tête volumineuse.

L'état général est bon.

Le traitement est commencé dans les deux yeux au mois de juillet 1881, bien que pour l'œil droit où la cataracte est absolument complète, il y ait peu d'espoir d'obtenir un résultat satisfaisant. Il se continue assez mal durant une année et au mois de juillet 1882, existe une amélioration sensible au moins pour l'œil gauche. La malade accuse même de l'amélioration pour l'œil droit ; mais cette amélioration, perceptible peut-être pour la malade, ne l'est pas pour moi.

Le traitement se continue, et, de loin en loin, en voyant la malade, je remarque une amélioration graduelle très-sensible à l'œil gauche. Enfin, au mois d'avril 1883, je constate l'état suivant : — Le nuage qui obscurcissait la vision a totalement disparu et le cristallin est parfaitement transparent dans sa plus grande partie. Par l'éclairage latéral on n'observe que quelques petites stries très-légères à la surface du cristallin. Par l'éclairage direct on aperçoit encore cette tache décrite précédemment, mais elle est plus nettement limitée et moins étendue.

L'amélioration fonctionnelle est très-grande, car non-seulement la marche est devenue parfaitement libre, mais la malade peut s'occuper à des travaux de couture un peu gros et enfiler elle- même son aiguille.

Quant à l'œil droit, il est resté à peu près dans le même état; bien que la malade prétende reconnaître maintenant la couleur de certains objets.

Obs. XIV. — Madame...., âgée de 65 ans, est atteinte de cataracte double ayant débuté il y a environ six ou sept ans. — A l'œil droit, on observe un nuage épais uniforme recouvrant tout le cristallin et, tranchant sur ce nuage, trois stries rayonnantes s'étendant depuis le centre du cristallin jusque vers les bords de l'orifice pupillaire. — L'œil gauche présente un nuage plus léger qu'à l'œil droit, étendu sur tout le cristallin et, au centre du champ pupillaire, une strie ayant la forme d'un T dont les branches supérieures se relèvent un peu en haut.

De l'œil droit, la malade ne peut plus se conduire. Elle distingue cependant encore les gros objets — De l'œil gauche elle ne peut plus lire que de gros caractères correspondant aux numéros 7 ou 8 de Wecker.

La malade a eu, il y a six ou sept ans à peu près, à l'époque où a débuté la cataracte, une apoplexie cérébrale qui a laissé une demi-paralysie du côté gauche de la figure. La face est rouge, congestionnée. Il y a des étourdissements et des maux de tête fréquents.

Le traitement est commencé quelques jours après cet examen, vers le 15 octobre 1882. Je revois la malade six mois après, et si, sur l'œil droit, je n'observe aucun changement appréciable, je constate une diminution très-grande dans la strie de l'œil gauche. Cette amélioration est si évidente, qu'elle est remarquée tout d'abord par la parente de la malade qui assiste à ce second examen comme au premier. Il existe en outre une plus grande transparence du cristallin. — La vision offre une amélioration correspondante, car la malade peut lire des caractères un peu moins gros.

Le traitement continue.

Obs. XV. — Madame....., religieuse, âgée de 47 ans, est atteinte de cataracte double commençante, caractérisée par un léger nuage central et quelques nébulosités éparses. La malade peut encore bien lire et écrire, mais éprouve depuis quelques mois une gêne qui augmente graduellement. Les caractères sont moins nets, surtout à une vive lumière. L'état général est assez bon, quoique les fonctions digestives laissent un peu à désirer.

Le traitement est commencé vers le 15 juin 1882. Je ne vois la malade qu'assez rarement, mais je puis tirer de sa correspondance des passages concluants qui compléteront son observation.

Lettre du 26 juillet 1882. — *L'effet produit par le premier flacon est très-satisfaisant, en ce qu'il a fait disparaître l'irritation qui contribuait à épaissir le voile qui déjà me couvre les yeux.*

Une lettre du 20 septembre accuse une grande amélioration. Je vois la malade au mois de novembre. Elle se
considère comme complètement guérie. Je constate cependant qu'il reste des taches encore assez apparentes pour
devoir continuer le traitement, et je décide la malade à le
faire encore tout l'hiver. Elle s'y soumet très volontiers.

LETTRE DU 12 DÉCEMBRE 1882. — *Je suis heureuse d'avance*
que mon nom s'ajoute à celui des malades soulagés ou guéris par
votre collyre. L'effet pour moi a été aussi prompt qu'incontestable,
je ne saurais assez le répéter.

LETTRE DU 19 AVRIL 1883. — *Veuillez m'envoyer un flacon*
qui, je pense, sera le dernier. Vous constaterez mieux que moi cer-
tainement, la guérison de la triste maladie que la Providence a
cru bon de m'envoyer comme une épreuve de sa miséricorde.

LETTRE DU 24 MAI 1883. — *Vous constaterez comme nous,*
en juin, l'excellent effet du collyre. Je serais heureuse de vous
renouveler l'assurance de ma profonde gratitude, en vous tenant
au courant de la continuité du bien produit par ce précieux médi-
cament appelé à consoler tant de désolations de tout genre.

Le 13 juin 1883, je revois la malade, et malgré un examen très attentif, je ne retrouve plus aucune tache ni
nébulosité. Les cristallins sont parfaitement transparents
dans toute leur étendue.

OBS. XVI. — Madame...., âgée de 60 ans, se présente
à moi avec un certificat médical constatant qu'elle est
atteinte de cataracte de l'œil droit, qui ne lui permettrait
pas de se conduire avec cet œil et d'un commencement de
la même affection à l'œil gauche. — Légère congestion
oculaire.

Cette malade présente en effet, à l'œil droit, une cataracte déjà très-avancée et très-apparente à l'œil nu. Dans
l'œil gauche, où elle ne fait que débuter, elle est caracté-

risée par un nuage général léger et quelques stries·obli-
ques. La conjonctive oculaire paraît très-impressionnable.

La malade commence le traitement à la fin d'avril 1882.
Par suite de l'état de la conjonctive il est pénible et il
survient parfois quelques conjonctivites assez intenses
pour exiger la suppression du traitement et une médication
appropriée à l'inflammation. Je suis, en outre, contraint
de n'employer constamment, pour cette malade, que du
collyre le plus faible. Malgré ces conditions défavorables,
l'amélioration est assez prompte et déjà sensible pour la
malade, dès le mois de juillet.

Le 11 de ce mois, elle m'écrit ceci :

*La religieuse qui me soigne trouve qu'il y a un peu de mieux,
principalement pour l'œil gauche. Moi-même, il me semble que je
vois un peu mieux.*

Je revois la malade au mois d'août et je constate une
notable amélioration de l'œil gauche. L'œil droit ne s'est
pas encore modifié.

Au mois d'octobre la malade revient me voir et me
porte de la part de son médecin habituel un billet ainsi
conçu :

Monsieur et honoré Confrère,

*Je suis heureux de vous dire que je trouve un peu d'amélioration
dans l'œil gauche de votre cliente. Je la vois de temps en temps
avec attention. Au début, j'avais des doutes sur les résultats de
votre traitement. Je crois maintenant à son efficacité. Ce serait
une belle découverte, etc.*

J'examine la malade et ne découvre plus que quelques
petits points opaques très légers. Cet œil, en somme, va
parfaitement bien. L'œil droit présente toujours une opacité uniforme.

Pour activer la guérison de l'œil gauche, qui est en si bonne voie, je donne un collyre plus fort que le précédent, mais ma tentative échoue complètement, grâce à cette sensibilité particulière de la conjonctive. Il survient une très-vive inflammation. Je suis obligé de faire suspendre le traitement, puis après la guérison de l'inflammation, de revenir au premier collyre. Le traitement se continue ensuite sans encombre et la malade me donne de temps en temps de ses nouvelles, et me répète les paroles de son médecin :

Aujourd'hui j'ai vu le docteur. Il m'a dit que la tache qui se trouve dans l'œil gauche a presque disparue.

LETTRE DU 9 AVRIL 1883. — *Hier j'ai vu le docteur. Il trouve que mes yeux vont bien mieux. Il m'a dit qu'il avait la certitude qu'ils guériraient. Mon œil le plus malade lui paraît même plus clair.*

Je revois enfin la malade le 14 juin, et l'œil gauche me semble complètement guéri. Malgré un examen minutieux, je ne découvre plus dans le cristallin, tant à l'éclairage latéral, qu'à l'éclairage direct, ni taches, ni stries, ni opacités diffuses.

L'œil droit pour lequel le traitement va être continué, présente aussi une amélioration sensible, car je commence à apercevoir le fond de l'œil et la malade reconnait et distingue plus facilement les gros objets qu'elle ne le faisait autrefois.

OBS. XVII. — Madame...., m'adressa au mois d'avril 1882, un certificat constatant qu'elle est atteinte d'un commencement de cataracte aux deux yeux, caractérisée par un léger nuage grisâtre avec deux stries obliques sur l'œil gauche. La vue est bonne encore des deux côtés, mais un nuage paraît en regardant à une certaine distance.

Le traitement, commencé vers le milieu d'avril, est d'abord fait trois fois par jour, puis deux fois seulement, mais bien régulièrement. Il se poursuit sans résultats apparents pendant dix mois.

A dater de ce moment, m'écrit la malade, *j'ai trouvé un progrès très-sensible. Ma vue est plus nette et si je peux m'expliquer ainsi, plus droite. J'espère qu'avec un peu de persévérance encore, j'arriverai à un très-bon résultat.*

Plus tard enfin, la malade m'écrit quelques lignes pour me demander du collyre et ajoute ces mots significatifs :

Je constate un mieux très-sensible et j'ai bon espoir.

Obs. XVIII. — Monsieur....., cultivateur, âgé de cinquante ans, présente un certificat ainsi conçu : cataracte incomplète de l'œil gauche, se manifestant par un trouble général et uniforme de tout le cristallin et commençante à l'œil droit de la même manière, mais là, le trouble est plus léger.

Le malade commence le traitement au mois d'août 1881 et le continue assez irrégulièrement durant une année. Je le revois au mois d'août suivant et je constate une amélioration très-grande, surtout pour l'œil droit, où le trouble est devenu très-léger. Le malade accuse lui même un mieux très-sensible, car depuis trois mois il peut lire, ce qu'il ne pouvait faire auparavant.

Malgré mes instances, le malade, se contentant de ce résultat incomplet, cesse le traitement et je le perds de vue.

Obs. XIX. — Monsieur..., jardinier, âgé de soixante-un ans, dont la mère avait la cataracte, est atteint lui-même de cataracte double presque complète à gauche, moins avancé à l'œil droit. — Ce malade ne pouvant plus écrire lui-même, c'est une autre personne qui me donne souvent de ses nouvelles.

Le traitement est commencé à la fin de mars 1882. Durant les premiers mois, rien à signaler, mais dès le mois de juillet, l'amélioration commence.

LETTRE DU 17 JUILLET 1882. — *Un mieux sensible s'opère depuis quelques jours.*

LETTRE DU 7 SEPTEMBRE 1882. — *Notre pauvre malade veut que je vous dise toute la joie qu'il éprouve depuis l'emploi de votre dernier flacon ; il pouvait à peine distinguer le jour d'avec les ténèbres, et depuis, il distingue parfaitement le jour et l'ombre des objets qui se trouvent devant lui.*

LETTRE DU 1er OCTOBRE 1882. — *Notre malade constate des progrès lents, mais très-sensibles.*

Les lettres des mois suivants signalent une amélioration graduelle mais ne présentant rien de particulièrement intéressant.

LETTRE DU 1er FÉVRIER 1883. — *Notre cher malade vient de me donner de ses nouvelles, qui sont on ne peut meilleures ; sa vue s'éclaircit peu à peu d'une manière assez sensible, pour rendre ce pauvre affligé heureux à la pensée que votre précieux collyre remettra sa vue à son état normal.*

LETTRE DU 8 MARS 1883. — *Une dame des environs m'a écrit pour me demander l'état de mon malade et pour me demander son adresse. Je ne connais pas le résultat de cette visite. Toujours est-il que ce pauvre homme n'aura pu que lui témoigner une grande joie, au sujet de sa situation, en comparaison de celle où il se trouvait autrefois. Dimanche dernier, je l'ai fait appeler et j'ai vu avec bonheur ce pauvre malheureux être très-content des progrès que fait sa vue. Il prétend que si cela continue, il y verra parfaitement dans six mois.*

LETTRE DU 22 MAI 1883. — *L'œil le moins endommagé est complètement guéri.*

Le traitement se continue et les lettres suivantes annoncent pour l'autre œil un mieux de plus en plus sensible et progressif.

OBS. XX. — Monsieur....., propriétaire, âgé de 60 ans, atteint de cataracte à l'œil gauche et d'un commencement de la même affection à l'œil droit. La cataracte de l'œil gauche pourra être opérable dans une année environ. — Je ne vois plus le malade, mais je reçois de loin en loin de ses nouvelles que je vais transcrire.

Le traitement commence vers le 20 juillet 1882. — En me demandant le troisième flacon, voici ce que l'on m'écrit le 15 octobre 1882.

Le malade n'a pas encore senti d'amélioration sérieuse, l'œil gauche, le plus atteint s'est dégagé un peu, mais le droit s'est rempli de brouillards, ce qui cependant ne serait pas de mauvais augure d'après votre lettre. Aussi veut-il continuer le traitement, espérant qu'après ce troisième flacon, le mieux se déclarera d'une manière tout-à-fait sensible, Je l'espère aussi et je le désire, afin qu'il ne perde pas courage. Déjà ses yeux semblent s'habituer au traitement, car la douleur produite par le collyre n'est plus aussi forte.

LETTRE DU 13 DÉCEMBRE 1882. — *Le malade va mieux, l'amélioration s'affirme et déjà même on peut la dire sérieuse, non-seulement la cataracte a cessé de progresser, mais elle commence même à se dissoudre. C'est lent sans doute, mais on peut avoir confiance dans le résultat final.*

LETTRE DU 31 MARS 1883. — *L'état de notre malade, depuis quelques jours, paraît rester stationnaire. L'œil droit, le moins atteint, conserve sa force et la cataracte paraît abandonner la place, mais l'œil gauche reste bien ce qu'il était. Du moins, jusqu'ici, il n'a pas été possible de constater un succès réel. Le seul et véritable succès est celui, très-grand à mon avis, d'avoir imposé au mal, sinon un mouvement de recul, du moins un arrêt dont le malade profite avec satisfaction, car il est facile de comprendre que, sans votre collyre, il serait aujourd'hui presque aveugle. Aussi est-il bien décidé à continuer le traitement.*

LETTRE DU 3 JUIN 1883. — *Ses yeux sont dans un état d'amélioration incontestable. Voici leur état : l'œil droit, le moins atteint, paraît complètement dégagé et le cristallin bien transparent. C'est vrai, il ne voit pas de cet œil comme à vingt ans, mais ce résultat est impossible, il ne peut s'attendre qu'à retrouver la vue de son âge ; l'œil gauche, le plus malade, est encore affecté d'une tache blanchâtre, mais cette tache a perdu de son opacité et déjà les bords semblent se circonscrire et se fondre, et le malade avoue y voir mieux même de cet œil.*

Le traitement se continue.

OBS. XXI. — Monsieur...., âgé de 70 ans, est atteint de cataracte lenticulaire se présentant à gauche sous forme de nuage uniforme très-épais. A droite, il n'existe encore qu'un brouillard assez léger. Le malade peut encore, de cet œil, lire avec des lunettes. L'œil gauche, malade depuis deux ans environ, ne distingue plus que les grosses masses des objets. L'état général est bon.

Le traitement, commencé en septembre 1882, est très-mal et surtout très-irrégulièrement fait. Malgré cela, il se produit dans l'œil droit une grande amélioration. Le léger brouillard disparaît. Le fond de l'œil redevient parfaitement distinct et reprend une coloration tout-à-fait normale. Le malade, satisfait de ce résultat partiel, cesse le traitement vers le mois d'août 1883.

OBS. XXII. — Madame....., âgée de 45 ans, est atteinte depuis six ans de cataracte lenticulaire de l'œil droit. Cette cataracte, peut-être de nature traumatique, est absolument complète depuis plus d'un an, et se présente sous forme de tache blanche uniforme, occupant tout le champ pupillaire. De cet œil la malade ne distingue absolument rien que le jour de la nuit. L'œil gauche est sain, mais affecté de myopie.

La malade, répugnant vivement à l'opération, je lui fais commencer le traitement dans les premiers jours de novembre 1882.

A la fin de mars 1883, par conséquent cinq mois après, il y a déjà une amélioration très-significative.

Ma malade, m'écrit sa parente, *commence à voir un peu de l'œil atteint de cataracte, c'est-à-dire à distinguer les grands objets.*

Encouragé par ce premier succès, le traitement se continue, et jusqu'à présent les résultats sont satisfaisants, car je reçois quatre mois plus tard une lettre commençant ainsi :

Veuillez avoir la complaisance de m'envoyer encore de votre collyre. Ma parente commence à distinguer bien mieux les objets environnants, et je crois qu'elle doit continuer votre remède.

Dans la suite, je pourrai, je l'espère, compléter cette intéressante observation.

Obs. XXIII. — Monsieur...., propriétaire, âgé de 70 ans, est atteint depuis quelques années de cataracte à l'œil droit. L'opacité n'est pas encore complète, et l'opération ne sera possible que dans une année environ. Le malade ne peut plus lire de cet œil et distingue même avec peine les gros objets. Il ne pourrait se conduire avec cet œil. Dans l'œil gauche, la cataracte ne fait que débuter et il y a seulement trouble dans la vision et fatigue rapide.

Par un examen attentif, on découvre une petite tache sur le côté gauche du cristallin. — L'état général est assez peu satisfaisant. Les fonctions digestives et circulatoires se font très-mal.

Le traitement est commencé dans les premiers jours de mars 1883.

Au bout d'un mois le malade m'écrit lui-même et dit voir mieux qu'auparavant. — Quelques temps après son médecin vient l'examiner et *constate que la tache observée dans le cristallin est moins apparente et que sa couleur est plus pâle, ce qui lui paraît une amélioration.*

Deux mois plus tard, je reçois encore des nouvelles satisfaisantes. *Le brouillard diminue*, dit le malade, *et le médecin a constaté une nouvelle diminution de l'opacité.*

En présence de ce résultat, le médecin engage le malade à traiter aussi l'œil droit.

OBS. XXIV. — Madame..., âgée de cinquante ans, a toujours eu, en outre de la myopie, une vue assez faible. Il y a cinq ans, elle reçut un coup très-violent à la tête. A partir de ce moment, la vue faiblit encore, surtout du côté droit.

Aujourd'hui, il existe une cataracte assez avancée à l'œil droit. Le cristallin est troublé dans toute son étendue, et présente diverses petites stries, dont la principale, placée au centre du cristallin, a la forme d'un V à pointe dirigée en haut. De cet œil, la malade ne voit plus les gros objets d'une manière distincte. Elle pourrait cependant se conduire encore avec cet œil dans un lieu connu.

L'œil gauche, atteint depuis dix-huit mois seulement, offre les mêmes symptômes, mais à un degré moindre. Avec cet œil, la lecture et la couture seraient possibles, mais, au bout de quelques minutes, il survient des douleurs qui obligent à cesser toute occupation de ce genre.

En outre de la cataracte, il y a quelques symptômes de choroïdite. L'état général est peu satisfaisant. La malade est anémique et les fonctions digestives se font mal.

Le traitement commence dans les premiers jours de décembre 1882. Il est d'abord assez mal supporté et la malade est obligée de ne faire qu'un traitement bien incomplet avec du collyre faible. Malgré cela, il survient une amélioration sensible, ainsi qu'on le verra par les extraits de lettres suivantes :

LETTRE DU 4 AVRIL 1883. — *La mouche ou tache qui couvre l'œil, semble toujours la même, cependant elle se trouve mieux ; ainsi elle a pu lire hier matin, de bonne heure et assez longtemps.*

LETTRE DU 10 JUIN 1883. —*Madame . . . ., ne peut mettre chaque jour que quelques gouttes de collyre à deux reprises différentes, malgré cela, elle éprouve un mieux très-sensible. Sans doute, elle voit encore les taches qui gènent sa vue, mais cette dernière s'est très-notablement fortifiée depuis l'application du collyre.*

Enfin, une dernière lettre, datée du 10 août 1883, signale une amélioration croissante.

Quant à Madame . . . ., m'écrit-on, sa vue s'améliore, elle peut travailler.

Le traitement continue.

OBS. XXV. — Madame. . . ., âgée de soixante-douze ans, est atteinte d'une cataracte diabétique depuis environ trois mois. Cette cataracte affecte les deux yeux à peu près au même degré. Elle est visible à l'œil nu et marche avec rapidité. Déjà la malade ne peut plus ni travailler, ni lire que de très-gros caractères, d'un centimètre environ.

Bien que la cataracte, compliquée de diabète, ait une marche différente de la cataracte ordinaire, et qu'il ne soit pas possible de conclure de ce seul cas, je crois que le collyre a eu sa part dans l'amélioration rapide obtenue chez cette malade.

Voici ce que l'on m'écrit le 19 mai 1883 :

Je suis heureuse de vous apprendre les bons résultats du traitement commencé le 5 avril dernier. Jusqu'à environ quinze jours, il ne s'est manifesté aucune amélioration, mais la maladie a été enrayée d'une manière complète, ce qui était déjà beaucoup, car je crois vous avoir dit que le mal faisait des progrès sensibles d'un jour à l'autre. A partir du quinzième jour, l'amélioration est devenue sensible, quoique les progrès soient lents. Cependant, au jour de l'Ascension, notre malade a pu porter son livre à la messe et par un temps clair lire quelques lignes du journal.

Il eut été intéressant de suivre la marche décroissante de cette cataracte, malheureusement, environ trois semaines après cette lettre, la malade fut emportée en quelques jours, par des accidents liés au diabète. Jusqu'aux derniers jours la vue continuait à aller bien.

OBS. XXVI. — Monsieur . . . . . ., âgé de soixante cinq ans, très-affaibli par diverses maladies, est atteint de cataracte double depuis plusieurs années. L'œil droit a été opéré au mois d'octobre 1881, sans résultat favorable. Cet œil est complètement perdu.

Reste l'œil gauche où la maladie, déjà assez avancée, semble avoir une marche très-rapide.

LETTRE DU 10 DÉCEMBRE 1882. — *Mon horizon se rétrécit et se rembrunit de jour en jour, je ne reconnais plus littéralement les personnes que lorsqu'elles sont en face et nez à nez avec moi. Je suis enveloppé de brouillards et de nuages compacts. Cependant je circule encore dans mon bourg, et fait quelques promenades sur la route qui le traverse.*

D'après ma propre appréciation, je calcule que j'ai tout au plus pour un mois de vue : ainsi de votre circulaire, je lis à peine et avec bien plus de peine qu'il y a huit jours le titre imprimé en gros caractères. Cependant, c'est bien moi-même qui vous écris avec les tâtonnements que vous remarquerez facilement.

On voit en effet, que cette lettre est écrite avec beaucoup de peine, et qu'il ne voit littéralement pas ce qu'il écrit.

Après quelques hésitations, le malade commence le traitement dès les premiers jours de janvier 1883. Quelques mois se passent durant lesquels je reçois des lettres sans intérêt pour le lecteur. La cataracte semble cependant arrêtée dans sa marche. J'arrive de suite à une lettre du mois de juin où je copie les passages suivants :

LETTRE DU 27 JUIN 1883. — *J'ai l'honneur de vous écrire encore moi-même, ce qui ne veut pas dire pour cela que la situation soit brillante. Non, car je vois peut-être légèrement moins bien écrire. Je ne vois pas mieux lire. Quand à me voir conduire je ne remarque pas de changements sensibles. Hier, par exemple, j'ai fait, par un chemin de traverse assez mauvais en partie, l'excursion de demi-heure, dont je vous ai parlé. Je n'ai pas éprouvé plus de difficultés et d'embarras qu'alors. — Je crois bien volontiers, que je dois à votre traitement le bonheur de voir ma vue se prolonger, et je vous en remercie avec toute l'effusion, etc.*

Quoique le malade, au commencement de sa lettre, dise qu'il voit *peut-être légèrement moins bien écrire,* il y a une différence très-sensible entre cette lettre du 27 juin et celles du mois de décembre dernier. Celle-ci est incontestablement mieux écrite, et plus lisible que les premières.

LETTRE DU 21 JUILLET 1883. — Cette lettre confirme la précédente du mois de juin et contient cette phrase significative :

C'est à votre précieuse médication, j'en suis convaincu, que je dois le bonheur d'y voir encore, et l'espoir d'y voir toujours.

Le traitement continue.

Je termine enfin cette série d'observations par une qui, quoique déjà ancienne, est tout-à-fait caractéristique.

OBS. XXVII. — Madame . . . ., religieuse, est atteinte de cataracte double, assez avancée et visible à l'œil nu. Cette malade commence le traitement au mois de novembre 1880 et le continue durant toute l'année 1881. Voici d'après une lettre de janvier 1882, les résultats obtenus après ces quatorze mois de traitement.

LETTRE DU 16 JANVIER 1882. — *Je viens vous rendre compte du résultat de la visite du docteur, qui a eu lieu la semaine dernière. Il a constaté, dans l'état de la malade, une immense amélioration. Lors de sa première visite, qui date de fort longtemps, c'est-à-dire depuis que la sœur suis votre traitement, il avait constaté, à l'œil nu et du premier coup d'œil, l'existence de la cataracte. Cette fois, il n'a vu, à l'œil nu, aucune trace de cette maladie, et il a eu besoin d'une loupe pour constater qu'il en restait encore quelques vestiges.*

CONCLUSIONS

———

Pour tirer des observations précédentes les conclusions qu'elles comportent, il est nécessaire de les diviser en plusieurs groupes et d'examiner chaque groupe dans son ensemble.

Le premier, qui sera composé des observations I — II — V — X — XIX — XXII et XXVII, comprend des malades ayant des cataractes complètes ou déjà très-avancées. Les uns ne distinguaient plus le jour de la nuit, les autres avaient déjà peine à se conduire et marchaient rapidement vers la cécité absolue. Chez tous, la cataracte était visible à l'œil nu. L'opération se présentait à eux, comme une nécessité immédiate ou prochaine. La plupart ont achevé le traitement, lequel a duré dix-huit mois ou deux ans, ramenant lentement, mais graduellement, les fonctions de l'organe à un degré satisfaisant. Ces malades se conduisent avec facilité, travaillent, lisent, écrivent et ont repris les occupations qu'ils avaient avant l'invasion de la maladie.

Bien que les yeux aient recouvré la presque intégrité fonctionnelle, le cristallin est loin d'être débarrassé complètement. Il reste des stries, des taches plus ou moins apparentes, mais la majorité du cristallin étant bien translucide, la vision se fait comme à travers un voile à mailles larges.

L'observation XXII, que nous avons mise dans ce groupe, est loin d'être complète, car le traitement ne fait que commencer pour ainsi dire, mais d'après les résultats déjà obtenus, nous avons la presque certitude d'un nouveau succès à enregistrer.

Le second groupe, que nous composerons des observations III — VIII — XI — XII — XV et XVI, comprend les malades traités alors que la cataracte n'était qu'à son début et chez lesquels il est presque impossible de retrouver des traces de l'affection.

La vision qui commençait à se troubler est redevenue tout-à-fait normale, en tenant compte, bien entendu, de l'état antérieur de myopie ou de presbytie et des progrès que l'âge imprime à ces modifications visuelles.

Enfin nous réunirons, dans un troisième groupe, toutes les autres observations qui concernent des malades plus ou moins grièvement atteints. Quelques-uns sont encore en cours de traitement, mais même pour ceux-ci, les améliorations déjà constatées nous permettent de compter sur des résultats plus importants ou au moins sur un arrêt complet dans la marche de la maladie. Chez les uns, la cataracte qui était déjà visible à l'œil nu, ne l'est plus qu'au moyen des instruments ; chez d'autres, nous avons vu les stries et les taches devenir moins étendues et moins épaisses. Quelques malades qui ne pouvaient plus lire, recommencent à lire et à travailler, les autres lisent avec plus de facilité et des caractères de plus en plus fins.

Les malades de ce troisième groupe, arriveront-ils à une guérison complète, c'est-à-dire à une transparence entière du cristallin et à la disparition de toutes les taches caractéristiques. Nous ne l'espérons pas et nous avons donné, dans d'autres chapitres, les raisons anatomiques qui s'opposent à ce résultat, mais, pour le plus grand nombre, la vision s'améliorera encore, jusqu'à un degré tout-à-fait satisfaisant et le malade échappera aux conséquences de cette affection.

Tous ces résultats sont absolument contraires aux doctrines acceptées et à la marche ordinaire de la maladie. En effet, ainsi que nous l'avons vu dans le cours de ce travail, les auteurs n'admettent, pour ainsi dire, point la possibilité du traitement médical et ne regardent comme efficace que le traitement chirurgical. Enfin s'ils diffèrent d'opinions sur certains points, ils reconnaissent tous la marche constamment progressive de la cataracte, jusqu'à la maturité. Il n'y a d'exception, à cet égard, que pour quelques cataractes dures, à marche très-lente, qui, arrivées à un certain degré, paraissent rester stationnaires. Quant aux cataractes molles, qui forment la très-grande majorité, elles obéissent toutes à la règle générale, et le malade dont les deux yeux sont atteints est fatalement condamné, dans un temps plus ou moins long, à la cécité presque absolue.

Notre traitement imprime souvent à la maladie une marche à rebours de la marche naturelle. Qu'on explique comme on voudra cette action, les faits n'en restent pas moins indéniables, nombreux, et leur nombre nous autorise à ne plus garder le silence sur une découverte utile.

Pour obtenir des résultats analogues à ceux que nous relatons dans nos observations, en outre de certaines conditions générales sur lesquelles nous reviendrons, il faut de la part du malade, une dose de patience et de volonté que l'on ne rencontre pas toujours. Le traitement, comme on l'a vu, est long. Certaines personnes, gravement atteintes, l'ont continué avec persévérance pendant deux ans. Pour d'autres, plus heureuses ou dont la cataracte était moins avancée, il a suffi d'un an, de quinze ou dix-huit mois. De plus, ainsi que le montrent encore nos observations, il faut attendre souvent plusieurs mois avant d'éprouver un commencement d'amélioration. Nous avons pu dernièrement constater chez un malade un mieux sensible, après deux mois de traitement, mais ce cas, qui ne figure pas encore dans nos observations est exceptionnel. Le plus souvent cette amélioration tant désirée ne se montre qu'entre le quatrième et le sixième mois, parfois même, elle se fait attendre jusqu'au huitième mois, surtout dans les cataractes très-avancées, où il faut qu'il y ait déjà un grand travail accompli pour que les effets en soient sensibles au malade.

Nos confrères se rendront bien compte de la nécessité d'un traitement long, mais les personnes étrangères à la médecine auront besoin de lire attentivement les considérations et les raisons données dans les précédents chapitres, pour comprendre la lenteur de cette résorption des taches et nébulosités du cristallin.

L'ennui de cette longue attente est atténué souvent par un arrêt complet et de bon augure dans le développement de la cataracte, mais parfois, au lieu de cela, il se manifeste, dès le début du traitement, un trouble plus grand dans la vision. Le brouillard qui enveloppe les objets, s'il n'est pas plus épais, s'est étendu pour ainsi dire, de sorte que le malade, tout en conservant la même impression de lumière, distingue moins les objets qu'il ne le faisait auparavant. Cette aggravation apparente pourrait effrayer les malades, s'ils n'étaient prévenus à l'avance. D'autres fois, ils nous signalent d'eux-mêmes, dès le premier mois, un mieux très-sensible dans leur état. Nous sommes heureux pour les malades, de cette amélioration qui les encourage à persévérer, mais elle n'est qu'apparente, pas plus que l'aggravation dont nous venons de parler. Durant ces deux premiers mois, il n'y a généralement qu'un arrêt dans la marche de la cataracte. L'amélioration réelle ne commence guère avant le quatrième mois. Elle se continue ensuite, mais quelquefois si lentement, que les malades n'en ont pas toujours bien conscience et croient seulement à un état stationnaire. Il faut alors se servir, pour mesurer l'acuité visuelle, des échelles typographiques de Snellen, de Giraud-Teulon, de Wecker, ou de tout autre moyen approprié à l'état du malade.

Comme nous le disions, il faut de la part des malades une certaine dose de patience et de persévérance. Aussi voyons-nous quelques-uns d'entre eux, après trois ou quatre mois d'un traitement qui semble infructueux, l'abandonner juste au moment peut-être où ils allaient voir leurs efforts couronnés de succès. Les autres, plus pénétrés de la gravité de leur état, continuent avec courage et obtiennent seuls des résultats satisfaisants. Nous ne nous dissimulons pas que cette longueur est un des desiderata de notre traitement, aussi, en outre des raisons anatomiques, ne le conseillons-nous pas aux personnes ayant des cataractes complètes et un besoin urgent de la vision. Pour celles-là évidemment, il faut un moyen prompt de rétablir les fonctions de l'organe, mais lorsque, par suite d'une raison quelconque l'opération est impossible, nous n'hésitons pas alors à conseiller un traitement qui, même la cataracte étant complète, peut rétablir un certain degré de vision. Nous excluons, bien entendu, les cas compliqués d'amaurose, de glaucome, de décollement étendu de la rétine où tout traitement est inutile.

Dans les cataractes en voie d'évolution, alors que le moment de l'opération est encore éloigné, il vaut toujours mieux tenter de conserver et d'améliorer un organe qui rend encore de grands services que d'attendre, les bras croisés, pour ainsi dire, la cécité absolue et les effets incertains d'une opération grave. L'hésitation est d'autant moins possible dans ces cas, que si dans les cataractes complètes le succès est presque l'exception, dans les cataractes en voie d'évolution, au contraire, nous ne saurions trop le redire, le succès est d'autant plus assuré que la maladie est plus près de son début.

Toutes choses étant égales d'ailleurs, il est bien évident que l'état général du sujet à traiter aura une grande influence sur les chances de réussite. Ces chances seront plus nombreuses pour un sujet sain, vigoureux, jeune relativement, que pour une personne affaiblie par les maladies ou par l'âge. En calculant les chances de succès, nous devons tenir compte de l'âge, mais non de l'âge réel, car certaines personnes âgées de 70 ans sont plus jeunes, au point de vue médical, que d'autres de 60 et même de 50 ans, où la maladie a largement accompli le travail destructeur des années.

Beaucoup des contre-indications que nous avons énumérées, à propos de l'opération, n'existent pas pour nous, (1) elles nous imposent seulement des modifications dans notre traitement et l'obligation plus stricte de surveiller attentivement les malades, non de crainte d'accidents qui n'arrivent jamais, mais pour éviter les petites inflammations de la conjonctive, qui pourraient survenir comme dans l'observation XVI. Cette disposition des paupières à l'inflammation nous oblige à nous servir d'un collyre moins actif, d'employer une dose moins élevée, et, parfois, d'interrompre de temps en temps le traitement.

---

(1) Dans le cours de ce travail, nous n'avons fait que nommer la *cataracte secondaire*, car notre traitement ne peut rien contre elle. Elle survient à la suite de l'opération et est formée, après l'abaissement, par le cristallin tout entier, qui reprend sa place derrière la pupille; après l'extraction, par des débris du cristallin et des lambeaux de la capsule, qui se réunissent, deviennent opaques et annihilent les résultats de l'opération. Dans l'un et l'autre cas, ils constituent de véritables corps étrangers, ayant perdu leurs rapports normaux avec les parties voisines, et ne pouvant plus être influencés par la circulation régulière ou irrégulière du tractus uvéal.

Il n'y a donc qu'une seconde opération, souvent plus délicate que la première qui puisse en débarrasser les malades.

Nous avons vu que souvent la cataracte s'accompagne, dans sa période de formation, d'un peu de congestion choroïdienne se révélant par des céphalalgies, des visions de flammes, de boules de feu, etc. — Ce premier degré de choroïdite ne s'oppose nullement à notre traitement, et nous devons même dire que ces symptômes disparaissent tout d'abord, et que nous attribuons à une diminution de cette congestion choroïdienne, l'amélioration que nous signalent souvent les malades durant le premier mois du traitement. Il n'y a pas encore de travail réparateur dans le cristallin, mais déjà la circulation des membranes profondes est plus régulière.

En dehors des conseils particuliers que nous donnons à chaque malade, nous prescrivons ordinairement de faire deux ou trois instillations par jour. Celles du matin et du soir, peuvent se faire au lit ou après le lever et avant le coucher, suivant la convenance de chacun. Celle du milieu du jour, avant ou après un repas. Il n'y a, à cet égard, aucune règle absolue, le traitement devant être de longue durée. Il faut que le malade choisisse lui-même les heures qui lui conviennent et s'accordent le mieux avec ses habitudes ou ses travaux. Il faut seulement que les séances soient à peu près régulièrement espacées.

Ainsi donc, si le traitement est long, en revanche il n'entraîne aucun changement dans le genre de vie et aucun assujettissement sérieux. A moins de maladies pouvant entraver l'action de notre traitement, nous ne prescrivons aucun régime spécial. On peut aussi lire, écrire et travailler autant que le permet l'état des yeux, en évitant toutefois de se fatiguer la vue.

Quant à cette fréquence des instillations, elle est nécessaire, car, ainsi que nous l'avons dit déjà, (voir page 48) ne pouvant agir directement et énergiquement sur la circulation du tractus uvéal, il faut que la répétition fréquente et régulière de notre action suppléé à son énergie.

Il nous reste, en terminant, à répondre à quelques objections ou plutôt à quelques craintes exprimées par plusieurs personnes. Elles ont pensé qu'un collyre pouvant agir sur la cataracte devait avoir une action violente et des propriétés d'une énergie extraordinaire, que par suite, il pouvait être extrêmement dangereux. Nous nous sommes efforcé de les rassurer, mais mieux que tous les raisonnements, l'expérience démontre son innocuité parfaite. Il est évident, en effet, que pour peu qu'il fut nuisible, il ne pourrait être employé deux ans et plus, très-régulièrement, sans amener à la longue des désordres d'une extrême gravité. .

D'autres, connaissant mal les propriétés de la belladone et de ses dérivés, ont cru pouvoir attribuer à cette substance une part des succès constatés. La longueur du traitement réfute d'elle-même cette supposition. La belladone, en effet, améliore en quelques instants la vision, en dilatant la pupille. Or, il nous faut plusieurs mois pour obtenir une amélioration sensible, et à quelque moment qu'on examine nos malades, on n'observera aucune dilatation de la pupille.

Enfin, nous avons eu plusieurs fois à répondre à la question suivante :

En cas d'insuccès de votre traitement pourrai-je être opéré, et mes chances de succès seront-elles les mêmes ? — Nous avons toujours répondu affirmativement et nous ne croyons pouvoir mieux faire, pour confirmer notre réponse, que de reproduire deux lettres reçues dernièrement.

La première nous vient d'un malade âgé de soixante-quinze ans, atteint de cataracte dure. Le traitement fut continué presque jusqu'à la veille de l'opération.

Monsieur le Docteur.

Je vous demande mille pardons d'être resté si longtemps sans vous donner signe de vie. L'opération de la cataracte de mon œil droit a été faite avec succès le 5 Juin 1883, mais ce n'a été qu'au mois d'août, que grâce aux lunettes pour la vision de près, j'ai pu commencer à lire et à écrire. Depuis cette époque, j'avais toujours espéré pouvoir exécuter le projet que j'avais d'aller vous voir, sans qu'il m'eût été possible de le faire.

J'ai beaucoup regretté, que votre collyre n'ait pas eu pour moi les bons résultats qu'il a eu pour d'autres ; mais croyez-le bien, ce n'est pas pour moi une raison de douter de son efficacité en général, et encore moins un motif d'avoir une dent contre vous. Bien au contraire, je vous remercie infiniment des bons procédés dont vous avez usé à mon égard.

Veuillez donc, Monsieur le Docteur, agréer la nouvelle assurance de mes meilleurs sentiments pour vous.

La seconde nous est adressée par une malade âgée de 54 ans, et atteinte de cataracte molle. Le traitement a été continué jusqu'à un mois environ avant l'opération.

Monsieur le Docteur,

Il y a aujourd'hui vingt-six jours que j'ai été opérée de la cataracte par le docteur X. Je vous écris moi-même à l'aide de mes lunettes, bien entendu, c'est vous dire que l'opération a parfaitement réussie ; n'y voyant plus du tout de mon œil droit, je n'avais rien à risquer. Vous dire que j'y vois comme auparavant, assurément non, il me faut trois paires de lunettes pour y voir à des distances plus ou moins rapprochées. Je n'aurai que dans cinq ou six mois l'habitude complète de cette vision qui éblouit énormément, et qui me trompe beaucoup sur l'éloignement ou le rapprochement des objets que je veux saisir : Il y a là, m'a dit le docteur, plutôt un travail du cerveau que celui de l'œil. Enfin, je suis heureuse de pouvoir m'occuper, car j'en étais arrivée à ne pouvoir me conduire seule sans danger.

Quant à mon œil gauche, la cataracte, moins avancée que celle de mon œil droit, suit lentement son cours ; du reste, je suis bien résolue à ne le point faire opérer tant qu'un œil me suffira.

J'ai voulu, pour vous donner de mes nouvelles, être en état de le faire moi-même, et vous dire que malgré l'insuccès du collyre, je ne vous en suis pas moins reconnaissante de votre intérêt pour moi.

> *Recevez, Monsieur le Docteur, etc.*

Ainsi donc, le traitement n'empêche pas l'opération et en cas d'insuccès, le malade conserve toujours cette suprême ressource. Nous ajouterons, même d'après le nombre des opérations heureuses à la suite de notre traitement, que celui-ci nous paraît mettre les malades dans de meilleures conditions.

Voici l'explication très-simple et toute naturelle que nous en donnons.

Tous ceux qui ont eu à examiner ou à faire une opération quelconque sur un œil, savent combien il est souvent difficile d'obtenir des malades qu'ils ouvrent les paupières. Au moindre contact des instruments, et même à leur simple approche, les paupières se contractent violemment. L'aide chargé de maintenir la paupière supérieure est obligé d'exercer une vive contention pour résister à cette contraction involontaire, et pour peu que l'opération se prolonge, il peut y avoir une légère contusion de la paupière. Ce qui se passe pour une opération quelconque, a lieu également pour celle de la cataracte, et le malade doit, par ce fait, être plus exposé à une inflammation consécutive. Les personnes, au contraire, qui ont fait un usage prolongé de notre collyre, après avoir, durant les premiers jours du traitement, fermé convulsivement les yeux au choc de la première goutte, et ne les avoir rouverts qu'avec peine pour recevoir les gouttes suivantes, finissent par s'habituer parfaitement à cette désagréable

impression, et être absolument maîtresses de leurs mou-
vements. Elles sont donc aptes à tenir l'œil ouvert au
contact des instruments, sans presque aucun effort de
l'aide. Cette éducation de l'œil, que l'on pourrait obtenir
par d'autres moyens analogues, doit nécessairement faci-
liter le manuel opératoire, et contribuer, dans une certaine mesure, au succès de l'opération. De plus, nous
croyons que la conjonctive, mise souvent en contact avec
un liquide excitant, résiste mieux aux causes d'inflammation, qui compromettent si fréquemment les opérations
faites avec la plus grande habileté.

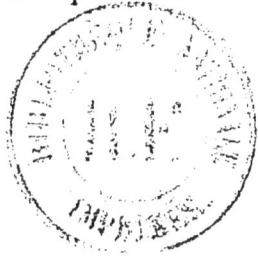

TABLE

———

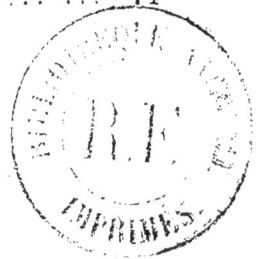